国家级名老中医经典验案解析丛书

肝胆病名医验案解析

许彦来　谢文英　主　编

中国科学技术出版社

·北 京·

图书在版编目（CIP）数据

肝胆病名医验案解析 / 许彦来，谢文英主编 . -- 北京：中国科学技术出版社，2018.10

ISBN 978-7-5046-8077-8

Ⅰ . ①肝… Ⅱ . ①许… ②谢… Ⅲ . ①肝病（中医）－中医治疗法－医案－汇编－中国－现代②胆道疾病－中医治疗法－医案－汇编－中国－现代 Ⅳ . ① R256.4

中国版本图书馆 CIP 数据核字 (2018) 第 156950 号

策划编辑	崔晓荣
责任编辑	崔晓荣　高　磊
装帧设计	北京胜杰文化发展有限公司
责任校对	焦　宁
责任印制	马宇晨

出　　版	中国科学技术出版社
发　　行	中国科学技术出版社发行部
地　　址	北京市海淀区中关村南大街 16 号
邮　　编	100081
发行电话	010-62173865
传　　真	010-62173081
网　　址	http://www.cspbooks.com.cn

开　　本	720mm×1000mm　1/16
字　　数	270 千字
印　　张	16.5
版　　次	2018 年 10 月第 1 版
印　　次	2018 年 10 月第 1 次印刷
印　　刷	北京华联印刷有限公司
书　　号	ISBN 978-7-5046-8077-8/R·2279
定　　价	49.00 元

内容提要

　　编者在广泛收集临床医家治疗肝胆病医案的基础上，经过筛选、提炼，按病分类，精选出当代名老中医治疗肝胆病经典验案170余例。本书所选医案极为严格，必须是经过大宗病例而屡试屡验者方能入选。本书反映了中医防治肝胆病的最新进展，是中医临床、科研和教学工作者非常实用的参考书，同时对肝胆病患者来说也是一本极好的读物。

前　言

　　肝、胆是人体最重要的解毒、滤血和消化器官，被看作人体最大的"生物化工厂"。肝位于身体右肋部，是人体最大的内部器官，重1200～1600g，约占成人体重的1/50，男性比女性的肝略重。胆囊在右上腹，肝的下缘，附着在胆囊窝里。它的外形呈梨形，长7～9cm，宽2.2～3.5cm，其容积为30～50mL，结石常嵌顿于此。

　　中医学认为，肝胆为表里关系。肝主疏泄，即肝对全身气机、情志、胆汁的分泌和排泄、脾胃的消化及血和津液的运行、输布具有调节功能。此外，女子的排卵和月经来潮、男子的排精，也与肝主疏泄功能密切有关。肝又主藏血，即肝具有储藏血液和调节血量的生理功能。胆的主要功能为储藏和排泄胆汁，有助于食物的消化，并与人的情志活动有关。胆储藏和排泄胆汁的功能，是由肝的疏泄功能调节与控制，肝的疏泄功能正常则胆汁排泄畅达，它们共同维持人体生理功能。

　　中医学辨证论治肝胆病有以下5个基本原则。

　　（1）肝病多实，多气滞，多郁火，多血瘀，所以治疗肝病宜疏肝理气，清肝泻火，活血化瘀，着重祛邪，祛邪即可保肝。

　　（2）肝病之虚，一般分为阴虚和血虚。血虚宜补养气血，阴虚宜滋阴或兼降火。

　　（3）胆病多实，多气郁，多胆郁，多结石，所以治疗胆病宜理气，利胆，排石。胆从肝治，治胆应合用疏肝之法。胆腑宜通，胆随胃降，利胆排石可合用和降通腑之法。

（4）肝胆同病多湿热，治宜清热利湿，疏肝利胆；若为疫毒挟湿热内侵，肝胆同病，治宜清热解毒，清热利湿，应适当配伍疏肝利胆、通腑化瘀之品。

（5）肝胆与脾胃肾关系密切，在治疗肝胆病的同时，应兼顾相关脏腑。如肝郁脾虚，治宜疏肝调脾；肝肾阴虚，治宜滋养肝肾；肝胃不和，治宜疏肝和胃降逆；等等。

我们为了将中医学治疗肝胆病的有效药方发扬光大，造福人民，编著了《国家级名老中医经典验案解析丛书·肝胆病名医验案解析》一书。本书以肝胆现代病名为纲，包括急性病毒性肝炎、慢性病毒性肝炎、脂肪肝、肝硬化、肝癌、胆囊炎等，在辨证治疗的基础上，重点介绍中医名家的治疗经验、效方验方、心得体会等，并精选相关典型病例供读者参考。

本书取舍严谨，收罗广博，收集的方剂经多位肝病专家进行方解说明，用法详尽，文字浅显，简明扼要，通俗易懂，不失为医务工作者和患者普及读物。中医治病，是通过辨证施治来用方药的，讲究病症的发展变化和阴阳虚实，因人而异，而不是机械的一病一方。在运用时要遵照此原则，才能发挥方药疗效。若不认真辨析而呆守一方一药，则必多贻误。

编　者

目 录

第一章　急性黄疸型肝炎

第二章　急性无黄疸型肝炎

第三章　慢性肝炎

第四章　脂肪肝

第五章　肝硬化

第六章　细菌性肝脓肿

第七章　肝癌

第八章　急性胆囊炎

第九章　慢性胆囊炎

肝胆病

名医验案解析

第十章　胆结石

第一章　急性黄疸型肝炎

　　急性黄疸型肝炎是急性肝炎的一个临床类型，根据急性肝炎患者有无黄疸表现及血清胆红素是否升高，将急性肝炎分为急性黄疸型肝炎和急性无黄疸型肝炎。急性黄疸型肝炎是基于临床症状所做出的诊断。甲、乙、丙、丁、戊五型肝炎病毒均可引起此型肝炎，最常见于甲型病毒性肝炎，其次为戊型病毒性肝炎。

　　患者最初表现常是尿黄，反映血清直接胆红素浓度升高；继而巩膜和皮肤黄染，粪便颜色变浅。黄疸1～2周达高峰，此时大多热退、胃肠道症状明显好转。食欲好转是病情由极期开始缓解的常见标志。轻度肝大、质软，有触痛和叩击痛。一部分患者肋下可触及脾。血管蜘蛛痣可短暂出现。黄疸的消退要比其出现及加重的过程缓慢得多，整个黄疸期为1～6周。

　　急性黄疸型肝炎属中医学"阳黄"范畴，多由时疫湿浊之邪或酗酒、暴食损伤脾胃，湿浊中困，蕴郁化热，湿热熏蒸，肝胆失于疏泄所致。治应以清热利湿、凉血解毒、疏肝解郁为原则。

刘渡舟医案 ①

刘某，男，14岁。春节期间过食肥甘，又感受时邪，因而发病。症见周身疲乏无力，烦躁不安，不欲饮食，并且时时泛恶，小便短黄，大便尚可，此病延至2日，则身目发黄，后到医院急诊，诊为"急性黄疸型肝炎"，予以中药6包，嘱每日服1包，服至4包，症状略有减轻，而黄疸仍然不退，乃来诊。此时，患者体疲殊甚，亦不能起立活动，右胁疼痛，饮食甚少，频频呕吐，舌苔黄腻，脉弦滑数。

【辨证】肝胆湿热，蕴郁不解。

【治法】清热解毒，疏肝利胆。

【处方】柴胡12g，黄芩9g，半夏10g，生姜10g，大黄6g，茵陈（先煎）30g，生栀子10g。

病家揽方问：患者虚弱已甚，应开补药为是，而用大黄何耶？答曰：本非虚证，而体疲乏力者，为湿热所困，乃"大实有羸状"之候，待湿热一去，则诸症自减，如果误用补药，则必助邪为虐，后果将不堪设想。

上方服3剂，即病愈大半，又服3剂，后改用茵陈五苓散利湿解毒，乃逐渐痊愈。

名医小传

刘渡舟，中医学家。1950年，考入卫生部中医进修学校，学习西医基础知识及临床课程。1956年调入北京中医药大学，历任伤寒教研室主任、《北京中医药大学学报》主编、北京中医药大学学术委员会委员等。临床辨证善抓主证，并擅长用经方治病。从事中医教育30多年，为培养中医人才做出了贡献。

◆解析

湿热相蒸发生黄疸，在治疗上有汗、清、下之别。本案发黄湿热并重而兼里有结滞，故

◆读案心悟

选用茵陈汤治疗。因有右胁疼痛，频频呕吐，涉及肝胆气机不畅，故又加柴胡、黄芩、半夏、生姜以疏利肝胆，和胃止呕。凡湿热郁蒸，热大于湿而发黄者，均可用"茵陈汤"治疗。必须注意的是茵陈宜先煎，大黄、栀子则后下，以发挥其退黄作用。由于湿热黏腻，胶结难解，治疗时还可用一味茵陈煎汤代茶，时时呷服，更为理想。本证如出现周身乏力，切不可认为体虚而误用补益气血之品，湿热一退，肝能疏泄条达，则体力自可恢复。

【引自】陈明，等.刘渡舟临证验案精选.北京：学苑出版社，1996.

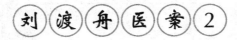

刘渡舟医案 ②

冯某，男，17岁。1995年2月8日初诊。因突发黄疸，皮肤及巩膜皆黄，急诊住某传染病医院治疗。肝功能：谷丙转氨酶2615U/L，谷草转氨酶932U/L，碱性磷酸酶193U/L，谷氨酰转移酶122U/L，总胆红素138.5 μmol/L，直接胆红素83.7 μmol/L，甲型肝炎抗体IgM阳性。该院确诊为"急性传染性黄疸型肝炎"。因黄疸来势凶猛，急请刘老会诊。症见皮肤、巩膜皆黄染，黄色鲜明如橘色。头晕，口苦，小便黄赤，大便偏干，脘腹胀满、呕恶纳呆，午后发热（体温37.2～37.6℃），神疲乏力，倦怠嗜卧，舌体胖，苔白厚腻夹黄，脉弦滑而数。西医诊断：急性传染性黄疸型肝炎；中医诊断：急黄。

【辨证】湿热蕴阻，熏蒸肝胆。

【治法】疏利肝胆气郁，清热利湿解毒。

【处方】茵陈（先煎）30g，柴胡14g，黄芩、栀子、苍术各10g，厚朴15g，陈皮10g，半夏12g，竹茹、凤尾草15g，水红花子10g。水煎服。

服上方7剂，黄疸变浅，脘腹痞满，呕恶不食减轻，午后之低热已退，大便隔日一行，小便黄赤，恶闻腥荤，倦怠乏力，舌苔白腻，脉来弦滑。此乃湿热之毒难于速拔，缠绵不退，如油入面，蕴郁难分。

【处方】茵陈（先煎）、大金钱草各30g，垂盆草、白花蛇舌草、柴胡各15g，黄芩10g，土茯苓、凤尾草、草河车各15g，炙甘草4g，泽兰、土鳖虫、茜草各10g。水煎服。

又服上方7剂，病情大有好转，食欲大开，体力增加，大便每日一行，小便略黄。视其面、目，黄色已退净。肝功能：谷丙转氨酶141U/L，谷草转氨酶421U/L，碱性磷酸酶116U/L，乳酸脱氢酶132U/L，总蛋白82g/L，白蛋白46g/L，直接胆红素35.9μmol/L。药已中的，嘱其再服14剂。

复查肝功能：谷丙转氨酶24U/L，谷草转氨酶23U/L，碱性磷酸酶99U/L，谷氨酰转移酶21U/L，乳酸脱氢酶135U/L，总蛋白80g/L，白蛋白46g/L，直接胆红素阴性。面、目、身黄皆已退净，二便调，食欲增加，余症悉蠲，返校上课。

医嘱：注意休息，忌食肥甘厚腻。随访半年，未再复发。

◆ 解析

◆ 读案心悟

本验案患者发黄，颜色鲜明，并伴有身热、口苦、溲赤、便干，显为"阳黄"范畴。由湿热熏蒸肝胆，气机疏泄不利，胆汁不能正常排泄而外溢所致。湿热黄疸，临床上有湿重于热、热重于湿和湿热俱盛之不同，其论治亦有别。本验案脉症所现，属湿热俱盛型黄疸，湿与热俱盛，缠绵胶结不解，蕴阻于内，必致肝胆气机疏泄不利，进而影响脾胃。治疗首当疏利肝胆，清利湿热，兼理脾胃为法。刘老一诊方药为柴胡茵陈汤合平胃散加减，方中柴胡、黄芩清肝利胆；茵陈清热利湿退黄；栀子清利三焦之湿热。加用平胃散之苦温以化脾胃湿浊之邪。甘草留湿助邪，故去之。半夏、竹茹、凤尾草、水红花子和胃化浊降逆，清解湿热之毒，故加之。

【引自】陈明，等.刘渡舟临证验案精选.北京：学苑出版社，1996.

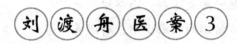
刘渡舟医案③

李某，男，55岁。患者患慢性肝炎，身体倦怠乏力，右胁胀满不适。肝功能：谷丙转氨酶380U/L，总胆红素362.52μmol/L，直接胆红素273.6μmol/L。周身色黄如烟熏，皮肤干燥少泽，小便深黄而短，两足发热，伸出被外为快，脘腹微胀，齿龈衄血，口咽发干，脉弦细数，舌绛少苔。西医诊断：慢性肝炎；中医诊断：黄疸。

【辨证】湿热伤津，蕴蒸发黄。

【治法】清热利湿，并养阴液。

【处方】大甘露饮加减：茵陈30g，黄芩6g，石斛15g，生地黄12g，麦冬、天冬各10g，枳壳、枇杷叶各6g，沙参10g。水煎服。

此方服至8剂，总胆红素降至171μmol/L，因其衄血不止，又加白茅根30g，水牛角3g。服6剂，总胆红素降至87.21μmol/L。后又改用刘老经验方"柴胡解毒汤"：柴胡15g，黄芩10g，茵陈、土茯苓、凤尾草各15g，草河车、炙甘草、土鳖虫、茜草各10g，水煎服。服15剂，谷丙转氨酶降至正常，经治半年有余，其病获愈。

◆ 解析

本验案为湿热壅盛夹阴虚之证。湿热伤阴，邪从燥化，阴津不足，故色黄如烟熏，皮肤干燥少泽；少阴水亏，故见口咽发干，两足发热，舌绛少苔；热邪伤阴，动血于上，则见齿衄。黄疸兼夹阴虚，临床治疗颇为棘手，欲养阴则恐助其湿热，而清利湿热则又恐劫伤其阴。所用之方药为《太平惠民和剂局方》之"甘露饮"加减，方以天冬、麦冬、生地黄、

◆ 读案心悟

沙参、石斛滋阴清热，以退虚热之邪；茵陈、黄芩苦寒清热利湿退黄；火热上逆，迫血妄行，故用枳壳、枇杷叶降火下行；白茅根、水牛角凉血止血。本方清阳明而滋少阴，有滋养阴津而不助湿、清利湿热而不伤阴的特点。方症合拍服之果获良效。

【引自】陈明，等.刘渡舟临证验案精选.北京：学苑出版社，1996.

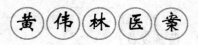

苏某，男，9岁。1973年3月16日入院。病儿几日来不思食，最近发现面黄、尿黄，门诊检查，肝肋下1cm。收入院，肝功能检查：直接、间接胆红素均阳性，胆红素1.5mg/dl，黄疸指数15U，麝香草酚浊度试验9U，麝香草酚絮状试验（＋＋＋），谷丙转氨酶192U/L，诊断为急性黄疸型肝炎。3月19日起予中医诊治。症见全身皮肤、眼白发黄，厌食欲呕，舌赤，脉数。

【辨证】毒邪入肝，温热犯肝。

【治法】清热利湿，解毒祛邪。

【处方】茵陈9g，牡丹皮6g，栀子9g，法半夏9g，虎杖15g，车前子9g，连翘9g，龙胆6g。

3月27日二诊：黄疸退，症状缓解。改方如下：苍术15g，厚朴6g，陈皮3g，神曲6g，山楂9g，谷芽9g，茵陈15g，车前子9g，木通9g。

此后一直服此方，至5月13日复查肝功能：谷丙转氨酶23U/L，其他指标亦恢复正常。患儿精神、食欲正常，于5月17日出院。

◆ 解析

◆ 读案心悟

急性黄疸肝炎是急性病毒性肝炎的一种，临床表现为起病急、食欲减退、厌油、乏力、上腹部不适、肝区隐痛、恶心、呕吐，部分患者畏寒发热，继而尿色加深，巩膜、皮肤等出现黄疸。由于急性黄疸型肝炎起病急，所以要尽快治疗，防止肝炎的慢性化趋势。此症乃由于饮食不节，肝失条达，以致胆汁外溢，郁积于血，形成黄疸，治宜清热、利湿、退黄，初用茵陈汤加味，复诊见黄疸退，症状缓解，病儿食欲未恢复，乃湿困脾胃，影响胆汁排泄，改用平胃散加减，服后症状逐渐消失，痊愈出院。

【引自】邱霈泽.黄伟林医案.梧州：梧州市人民医院内部资料.

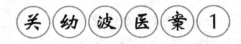

关 幼 波 医 案 ①

韩某，男，33岁。疲乏，食少伴反复黄疸1年余。1年前开始食欲缺乏，厌恶油腻，疲乏无力，尿黄、目黄，黄疸指数13U，某医院诊断为毛细胆管炎。近1年内每15～20天出现1次巩膜黄染及小便深黄，反复不愈。舌苔薄白，脉弦细滑。

【辨证】湿热未清，瘀阻中焦，脾失健运，久则气虚血滞。

【治法】清热祛湿，活血化瘀，佐以益气养血。

【处方】茵陈60g，酒黄芩9g，蒲公英15g，通草3g，藿香15g，杏仁9g，橘红9g，香附9g，泽兰15g，生黄芪15g，砂仁6g，焦白术9g，白芍30g，当归12g，车前子（包煎）12g。

服上方数十剂后，患者精神体力好转，食欲增加，腹胀已除，小便清，大便调。黄疸指数5U。服药期间未见黄疸出现。后以原方重用生黄芪调理，病未复发。

◆ 解析

　　方中以茵陈为君并重用之。乃因茵陈既能清热、又能利湿，而且芳香有助于化湿，为古今治黄的首选药；配以酒黄芩、蒲公英、通草、车前子清热祛湿解毒；用藿香、砂仁、杏仁、橘红芳香化湿、理气化痰、醒脾运化；香附、泽兰行气活血；白芍、当归养血活血；生黄芪、焦白术健脾益气。全方立法严谨，选药精当，故能药到病除。全案体现了关老治疗黄疸常用清热解毒、行气利湿、活血化瘀、健脾开胃、益气养血五个法则，而以清热祛湿为基本治法的学术思想。

【引自】关幼波. 名老中医经验全编. 北京：北京出版社，1994.

◆ 读案心悟

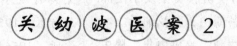

关幼波医案 2

　　宋某，男，32岁。1972年3月29日初诊。主诉：厌油、食欲缺乏、乏力3个月余。

　　现病史：患者于1971年12月下旬，由于过度紧张和疲劳，自觉厌油，乏力，呕吐，便稀。检查肝肋下1指，谷丙转氨酶500U/L，麝香草酚浊度试验16U/L，胆红素15.39μmol/L，黄疸指数28μmol/L，尿胆原阳性，尿胆素阳性。诊为急性病毒性黄疸型肝炎，入住某医院。开始用静脉滴注葡萄糖溶液、能量合剂治疗10日，症状减轻，但肝功能仍异常。自1972年2月3日起，使用激素（泼尼松）治疗，共服用37日，食量、体重增加，但出现胃痛、呕吐、泛

肝胆病

名医验案解析

酸。白细胞偏低，白蛋白/球蛋白＝3.6：3.1。于3月12日转入某医院治疗。入院后查体：肝在肋下可触及，脾（－），食管静脉无曲张。肝功能：谷丙转氨酶800U/L，麝香草酚浊度试验13U/L，麝香草酚絮状试验（＋＋），白蛋白/球蛋白＝3.9：2.6，胎儿丙种球蛋白试验阴性。

既往史：患者在1970年7月有与黄疸型肝炎患者接触史。超声波检查有较密微小波，未能确诊，也未治疗。入院后开始静脉滴注胰岛素，治疗10日。3月25日复查肝功能：谷丙转氨酶800U/L，麝香草酚浊度试验13U/L，麝香草酚絮状试验（＋＋）。3月29日中医院会诊，症见乏力，气短，不欲言，食欲缺乏，胃不适，腹胀，肠鸣，面黄瘦，便溏，口干苦，不思饮。舌苔白，脉弦滑数。西医诊断：急性病毒性黄疸型肝炎。

【辨证】气阴两伤，脾虚胃弱，湿热蕴郁。

【治法】补气养阴，健脾和胃，清热利湿。

【处方】生黄芪15g，茵陈16g，藿香、焦白术各10g，茯苓15g，杏仁、橘红各10g，白豆蔻3g，白芍30g，丹参、石斛各15g，郁金、酒黄芩各10g，秦皮12g。水煎服。

上方服7剂后，食欲好转，大便成形，但仍乏力，溲黄，两手胀热，舌脉同前。前方去石斛，加川续断15g，木瓜12g。每日中午加服河车大造丸1丸。4月12日复查肝功能：谷丙转氨酶115U/L，麝香草酚浊度试验15U/L，麝香草酚絮状试验（＋＋），症状已不明显，只觉手胀，腹稍胀，溲稍黄，脉弦滑，舌净无苔。前方去橘红、杏仁、酒黄芩，加酒龙胆10g，五味子12g，焦三仙各30g，继服河车大造丸，每日中午1丸。

上方又服12剂，复查肝功能：谷丙转氨酶正常，麝香草酚浊度试验9U/L，麝香草酚絮状试验（±）。除晨起恶心、泛酸外，无其他不适，脉沉滑，舌苔薄白。

【处方】生黄芪、茵陈各15g，藿香、焦白术各10g，茯苓15g，五味子12g，白豆蔻3g，白芍30g，丹参、石斛各15g，郁金10g，秦皮12g，旋覆花10g，党参12g，生赭石10g，生瓦楞子30g。水煎服。

上方又服9剂，自觉无不适，复查肝功能：谷丙转氨酶正常，麝香草酚浊度试验8U/L，麝香草酚絮状试验（±），碱性磷酸酶2.95U/L。宗前法拟服丸药以善其后。

◆ 解析

　　本案患者在1年前有急性肝炎接触史及轻微症状，未见明显发病。1年多以后，因过度紧张和疲劳，出现消化道症状，虽无肉眼黄疸，但血胆红素、黄疸指数轻度增高，开始诊断为急性病毒性黄疸型肝炎。经治疗后黄疸消退，但症状未见改善，其他肝功能仍明显异常。请关老会诊时，所见已无黄疸，西医的确切诊断尚难定论，按急性病毒性无黄疸型肝炎，或慢性肝炎急性发作论治。从中医学理论来看，应当从整体观念出发，详细审视其内因状况及诱发因素，主要是由于劳倦和忧虑伤脾。脾胃虚弱，故见厌油、乏力、呕吐、便稀，并曾服用激素治疗1个月余。关老体会服用激素后，从临床现象观察有似助阳药的作用，患者多出现气阴两伤和虚热假象。故见面黄瘦、乏力、气短、不欲言、口干苦，以致脾胃功能日益衰减，湿热蕴蓄日增，故见胃不适、食欲缺乏、不欲饮、腹胀、肠鸣、尿黄、便溏、苔白、脉滑数等。病情错综复杂，若不重视整体情况，单纯考虑其发病急、肝功能明显异常，就认为是湿热重，必然会本末倒置。方中生黄芪、焦白术、茯苓、白芍、石斛补益气阴健脾和肝；郁金行气解郁；杏仁、橘红、藿香、白豆蔻芳香化湿，开胃化痰；茵陈、酒黄芩、秦皮清利湿热解毒；佐以丹参凉血活血。

　　【引自】北京中医医院.关幼波临床经验选.北京：人民卫生出版社，2006.

刘惠民医案

刘某，男，4岁。1957年3月1日初诊。七八日前家长发现患儿性情烦躁，睡眠不安，易惊悸，发热，不愿进饮食，厌油腻，闻油味即恶心欲呕，尿色深黄似茶。赴医院检查：肝肋下1指，有压痛。检验肝功能：麝香草酚絮状试验（＋＋＋），麝香草酚浊度试验10U，黄疸指数30U。诊为急性黄疸型肝炎，住院保肝治疗。今邀刘老医生会诊。检查：白睛轻微黄染，舌苔黄而略厚，脉细略数。

【辨证】肝胆郁热，脾为湿困。

【治法】清热利湿，疏肝健脾。

【处方】柴胡3g，茵陈9g，赤小豆6g，龙胆1.5g，苦参3g，山栀子3g，淡豆豉6g，橘络6g，钩藤6g，白术6g，白豆蔻3g，茯苓皮3g，神曲6g，灯心草1.5g。水煎2遍，分2次温服。

4月5日二诊：服药10余剂，体温正常，烦躁、惊悸等症消失，恶心、干呕减轻，饮食仍差。近日复查，黄疸已不明显，肝肋下刚触及，脑磷脂絮状试验（＋＋），黄疸指数10U。舌苔薄白，脉象细数已减，热象减轻。原方去山栀子、淡豆豉、钩藤，加山茱萸6g，大枣3枚，煎服法同前。

4月17日三诊：又服药10余剂，饮食睡眠均恢复如常。检查：白睛黄疸已退净，肝肋下已触不到，化验肝功能亦恢复正常。舌苔薄白，脉缓细。原方加党参6g，继续服数剂，以固疗效。

◆ 解析

湿热蕴积在肝胆脾胃是急性黄疸型肝炎发生的主要原因，刘老方中以柴胡、茵陈、龙胆、苦参、山栀子清利肝胆湿热；以赤芍、白术、白豆蔻、茯苓皮利湿健脾；以橘络、神曲理气和胃；以淡豆豉、钩藤、灯心草清热除烦

◆ 读案心悟

镇惊。诸药合用共奏清热利湿、疏肝健脾之功，取效良好。

【引自】戴岐.刘惠民医案.济南：山东科学技术出版社，1978.

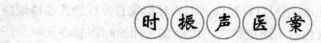

张某，女，20岁。身热，尿黄2天住院，发病开始即觉低热，测体温38℃，无畏寒，全身疲乏无力，恶心厌油，不思饮食，小便黄赤，大便干结。查体：巩膜微有黄染，肝大、右肋下1.5cm，剑突下约3.0cm，中等硬度，有叩触痛，脾不大。检查：总胆红素76.95μmol/L（4.5mg/dl），麝香草酚浊度试验6U，麝香草酚絮状试验（＋），谷丙转氨酶1250U。诊断为病毒性肝炎，急性黄疸型。中医辨证：身热目黄，有汗不解，口苦口黏，恶心纳呆，渴喜饮水，脉象弦滑，舌苔黄腻。

【辨证】湿热阳黄，湿热熏蒸而身热不退、眼目发黄。

【治法】芳化清利。

【处方】甘露消毒丹加减：白豆蔻10g，藿香10g，茵陈15g，滑石15g，石菖蒲10g，黄芩15g，连翘6g，薄荷6g，茯苓10g，通草10g。

2天后体温正常，唯目黄不退，尿色黄赤，湿热仍重，继续以甘露消毒丹加减，共11剂，眼目黄疸已消，尿色变清，复查总胆红素在34μmol/L以下，谷丙转氨酶正常而出院，共服甘露消毒丹28剂。

◆解析

黄疸初起发热，《黄帝内经》中认为是有表证，《伤寒论》中有麻黄连翘赤小豆汤治疗阳黄兼表之证，《金匮要略·黄疸病脉证并治第十五》记有"诸病黄家，但利其小便；假令脉浮，当以汗解之，宜桂枝加黄芪汤主之"。桂枝加黄芪汤用于治疗黄疸兼表虚证。方中滑

◆读案心悟

石、茵陈、黄芩清热利湿；藿香、石菖蒲辟秽
化浊；白豆蔻行气和中；连翘、薄荷芳化湿
浊；茯苓、通草利水渗湿。诸药合用使热解，
湿热清，黄疸自退。

【引自】 时振声.时门医述.北京：中国医药科技出版社，1994.

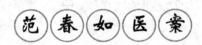

王某，女，36岁。患者以急性传染性黄疸型肝炎收住院。入院时尿胆原
阳性，凡登白试验直接反应阳性，谷丙转氨酶400U/L以上，黄疸指数为50U。
2天后，黄疸迅速加深，并出现高热，体温40.5℃，烦躁不宁，旋即神昏谵
语。西医除补液外，加用激素、维生素C等治疗，于1965年12月13日邀中医会
诊。脉弦数，舌质红绛，苔黄而燥。热毒内陷心包，扰乱神明，津液被灼，
肝风惊厥堪虞。

【辨证】 热毒入营，灼伤津液，内陷心包之急黄。

【治法】 清热解毒，凉血开窍。

【处方】 鲜生地黄30g，赤芍9g，玄参30g，牡丹皮9g，连翘心30g，紫草
24g，绵茵陈30g，板蓝根30g，鲜石菖蒲9g，广郁金10g，玳瑁（先煎）9g，
羚羊角粉（代）（吞）15g，安宫牛黄丸（研吞）1粒。

上方服后，烦躁较定，体温降至38.8℃。3剂后，热退神清。去鲜石菖
蒲，羚羊角粉（代）、安宫牛黄丸，加金银花30g，大蓟、小蓟各30g，白毛
藤30g，白鲜皮9g，姜黄6g，绛矾丸（包）10g等出入加减。共服15剂，黄疸退
清，肝功能正常而出院。

◆ 解析

患者病情危机，范老急投以甘寒之鲜生地
黄、赤芍、玄参、牡丹皮、紫草凉血滋阴，以苦
寒之连翘心、板蓝根、玳瑁清热解毒，以茵陈、
郁金疏肝利胆退黄，以羚羊角（代）平肝息风，

◆ 读案心悟

合石菖蒲、安宫牛黄丸清心开窍。药后，热退神清，续进清热凉血、利湿退黄之品而告愈。

【引自】姜达岐，蔡丽乔.老中医范春如治疗黄疸的经验.上海中医药杂志，1983，8：3.

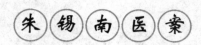

朱某，男，46岁。1983年6月12日初诊。主诉：发热恶寒，乏力，小便黄如茶色，大便硬结，食欲缺乏，恶心3天。症见全身皮肤及巩膜黄染，急症病容。查体：体温39℃，心肺正常，腹软，肝右肋下2cm，质软，脾未触及。肝功能检查结果：黄疸指数52U，谷丙转氨酶6200U/L，麝香草酚浊度试验12U。舌红，苔黄微腻，脉弦数。西医诊断：急性黄疸型肝炎；中医诊断：黄疸。

【辨证】热重于湿。

【治法】清热凉血解毒，利湿退黄。

【处方】茵陈50g，鸡骨草、田基黄、白茅根、大青叶各30g，大黄（后下）15g，龙胆、山栀子各20g，甘草10g。

6剂，每日2剂，分上、下午煎服，服药3天。

6月16日二诊：发热稍退，小便仍黄，守上方加木通、淡竹叶各20g，6剂。

6月19日三诊：发热已退，大便软，无恶心，食欲增进。守上方去大黄，10剂。

6月25日四诊：精神好转，食欲增加，舌红，苔微黄，脉弦。上方继服5剂，每日1剂。

6月30日五诊：诸症减轻，舌苔薄黄干，脉弦，上方去山栀子、淡竹叶，加牡蛎（先煎）30g，石斛20g，6剂。

7月8日六诊：病者诸症已除，精神好，复查肝功能各项正常，守6月30日方服6剂巩固疗效。追踪半年，复查肝功能2次，均正常。

◆ 解析

◆ 读案心悟

急性黄疸型肝炎属中医学"阳黄"范畴，

中医学认为是时邪外袭，湿阻中焦，饮食不节，损伤脾胃，湿热交蒸，瘀热内蕴。朱老以清热凉血活血为主配以利湿药，能使瘀滞于肝胆的湿热从小便排出，方中鸡骨草、田基黄、山栀子、大青叶、绵茵陈、白茅根皆能入血分，有清热、凉血、活血之效。现代研究表明，活血药能改善人体微循环，提高人体免疫力，可增加肾血流量而利小便，能增加组织细胞的通透性而利于清除肝内胆汁瘀滞，故以清热利湿退黄方治疗黄疸，在方中加用活血药可增强疗效，临床值得推广。

【引自】朱锡南.鸡陈汤治疗急性黄疸型肝炎216例.新中医，1995，10：52.

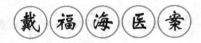

戴福海医案

刘某，男，18岁。1990年2月8日初诊。食欲缺乏，乏力，身目俱黄5天，伴恶心呕吐，右上腹胀痛，厌油腻，尿黄如浓茶，大便干结。检查：皮肤、巩膜中度黄染，肝肋下2cm，质软，压痛明显。肝功能检查异常，HBsAg阳性。诊断为急性黄疸型肝炎。投四草大黄汤原方治疗。

【辨证】湿热过胜。

【治法】疏肝利胆，清热利湿。

【处方】白花蛇舌草30g，金钱草20g，益母草、甘草各10g，大黄15g。

每日1剂，早、晚煎服。

因患者呕吐而进食困难，给予静脉滴注10%葡萄糖溶液1000mL，加维生素C2g，维生素B_6 200mg，每日1次，2日后呕吐止能食而停用。服药5剂后患者皮肤、巩膜黄疸较前明显减退，食欲增，呕吐止，嘱再服10剂。2月23日复查，肝功能在正常范围，临床症状消失而愈。

◆ 解析

◆ 读案心悟

　　戴老所拟四草大黄汤体现了渗湿、清利、退黄、调理肝胆脾胃之旨，符合"见肝之病，知肝传脾，当先实脾"及"诸病黄家，但利其小便"之治则。故用于治疗急性黄疸型肝炎，在改善消化系统症状、增进食欲、消除黄疸、改善肝功能等方面疗效满意。该方药物组成简单，药物来源较广，也体现了用药的廉验，在临床上易于推广。

　　【引自】戴福海，黄培容. 四草大黄汤治疗急性黄疸型肝炎102例. 新中医，1995，10：51.

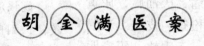

胡 金 满 医 案

　　黎某，男，21岁。因恶心厌油6天，身目发黄4天，于1993年1月9日入院。患者1月3日起病，始为发热头痛，食欲渐退，经服感冒药，病情无明显好转，入院症见头昏乏力，食欲缺乏、恶心厌油，口干口苦，腹胀尿黄，大便2日未行。舌质红，苔黄腻，脉弦。查体：全身皮肤巩膜黄染，心肺（－），肝区触痛，肝在右胁下2.5cm，脾（－）。肝功能：直接胆红素93.9μmol/L，谷丙转氨酶2000U/L，白蛋白（A）35g/L，球蛋白（G）42g/L，西医诊断：急性病毒性黄疸型肝炎；中医诊断：黄疸。

　　【辨证】阳黄、湿热内蕴证。

　　【治法】清热解毒，利湿退黄。

　　【处方】白花蛇舌草20g，夏枯草20g，茵陈15g，山栀子10g，田基黄

肝胆病

名医验案解析

20g，黄檗10g，土茯苓15g，木通10g，枳壳6g，大黄15g，甘草5g。

服药3剂，精神好转，诸症减轻，大便通畅，继服原方4剂。1月6日肝功能全套复查：谷丙转氨酶1310U/L，总胆红素59.9μmol/L，直接胆红素37.6μmol/L，白蛋白35g/L，球蛋白45g/L。

2月1日再次复查肝功能全套均属正常。白蛋白38g/L，球蛋白25g/L。继续巩固治疗，共住院35天痊愈出院。

◆解析

急性病毒性肝炎，因湿热毒邪为患，入里化热，内伤脾胃，致使脾胃运化失常而饮食失调。胡老针对湿热毒邪内侵、邪不泄越这一病机，以清热利湿立法。方中茵陈苦微寒，入脾胃肝胆，善清利湿热退黄；山栀子苦寒入三焦，清热燥湿泻肝胆，利三焦；大黄苦寒，荡涤肠胃实热，通腑气，使湿热从大便而去；木通有较强的利尿作用，使湿热从小便出；土茯苓、白花蛇舌草、夏枯草清热解毒，利湿退黄；枳壳疏肝行气，和中降浊，使肝胆得以疏泄，脾胃恢复正常的升降功能，黄疸则可自除，病症自愈。

【引自】胡金满．清热利湿法治疗急性病毒性肝炎216例．湖南中医学院学报，1995，15(1)：19.

◆读案心悟

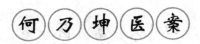

何万坤医案

周某，男，36岁。1994年10月7日初诊。患者发热（体温38℃）已7天，伴纳呆、脘闷，第3天出现黄疸。刻诊：面黄如橘子色，眼结膜黄染，尿黄如柏汁，胁痛，便秘，舌红、苔黄厚腻，脉弦数。查肝肋下4cm，剑突下6cm，触痛。查肝功能：黄疸指数50U，麝香草酚浊度试验18U，谷丙转氨酶310U/L，HBsAg阳性。西医诊断：急性黄疸型乙型肝炎；中医诊断：阳黄。

【辨证】肝胆湿热，热重于湿。

【治法】清热解毒利湿。

【处方】茵陈、滑石各30g，猪苓、茯苓、泽泻各15g，苍术、枳实、川厚朴、黄连、山栀子各10g，柴胡、黄芩各15g，大黄10g，虎杖20g，白花蛇舌草30g。3剂，每日1剂，水煎服。

服后热退，大便通畅，上方续服7剂，身黄渐退，小便清利。前方去大黄续服，3周后诸症消失，查肝功能已正常，HBsAg阴性，续调理1个月痊愈。

◆ 解析

◆ 读案心悟

《寿世保元》中云："盖湿热郁结于脾胃之中，久而不散……而成黄疸。"故清利湿热是治疗黄疸的常用治法，只要辨证准确，必能药到病除。茵陈汤治疗湿热黄疸确有良效，方中茵陈、山栀子、黄连清热利湿，茯苓、猪苓、泽泻、滑石利水渗湿，苍术燥湿运脾，枳实、川厚朴宽中消滞祛湿。

【引自】何乃坤. 茵陈汤治疗急性黄疸型肝炎62例. 新中医，1996，7：45.

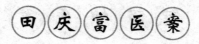

何某，女，46岁。1986年7月上旬出现精神萎靡不振，身软乏力，厌油纳呆，脘腹胀满，肝区隐痛。某医院确诊为急性黄疸型肝炎收住入院。每日静

肝胆病

名医验案解析

脉滴注葡萄糖液及肌酐、辅酶I、三磷腺苷、维生素C，肌内注射维丙胺，口服肌酐、肝宝、齐敦果酸等药物10余天，疗效不佳。患者焦急，出院请余用中药治疗，症见精神不振，倦怠乏力，面目及皮肤发黄，胁肋及脘腹胀满而痛，频繁打嗝，恶心，厌油纳呆，大便秘结数日未行，尿深黄灼热而少，口干苦，触及右肋下肝大3cm，舌质红苔黄厚腻，脉弦数有力。西医诊断：急性黄疸型肝炎；中医诊断：阳黄。

【辨证】湿热毒邪蕴积肝胆，犯及脾胃而致气滞血瘀。

【治法】清热解毒，活血化瘀。

【处方】柴胡10g，枳实15g，赤芍20g，虎杖30g，金钱草45g，山楂30g，丹参30g，郁金15g，延胡索12g，赭石（醋淬）30g，茵陈45g，酒大黄（泡）12g。水煎服，每日1剂。

5剂后患者精神好转，胁肋及脘腹胀痛，打嗝等明显减轻，大便通畅，小便增多色变浅，面目及身黄渐退，饮食亦进。药已对症，酒大黄减至6g，续服5剂后，诸症明显好转，黄疸消除，精神大振。视其病去七八，无须大剂攻伐，仍守原方量，减去赭石、延胡索、酒大黄，加生黄芪30g，改3日服2剂，续服10剂。药尽2次复查肝功能，各项指标均转正常，追访年余安然无恙。

◆ 解析

周学海所云："黄之为色，血于水杂而然也。"又云："善治，盖用化瘀之品一二味，如桃仁、红花、茜草、丹参之类，为其已坏之血而不能还原质，必须化之。"田老处方，在清热解毒利湿的基础上，用赤芍、丹参、酒大黄活血化瘀，增强疗效。患者病情逐渐好转，遂减赭石、延胡索、酒大黄，加生黄芪以顾护正气，终取得满意疗效。

【引自】田庆富.活血化瘀法治疗急性黄疸型肝炎186例.国医论坛，1997，12(2)：27.

◆ 读案心悟

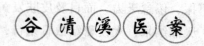

谷清溪医案

杨某，女，47岁。2004年1月26日初诊。发病急，发展快。身黄目黄，身目呈深黄色，高热（体温38.5～39.2℃），大渴欲饮，烦躁不安，偶见鼻出血，牙龈出血，口苦，恶心呕吐，大便干燥，小便黄赤。舌红绛，苔黄腻，干燥少津，脉弦数。医院疑诊肝萎缩。中医诊断：黄疸。

【辨证】瘟毒发黄。

【治法】清热解毒，凉血泻火散瘀。

【处方】犀角地黄汤化裁：水牛角30g，生地黄25g，白芍12g，牡丹皮10g，茵陈蒿30g，栀子10g，黄檗10g，大黄（后下）6g，柴胡12g，黄芩10g，半夏15g，枳实10g，竹茹10g，土茯苓30g，水蛭10g，虻虫10g。3剂，水煎服。

二诊：大便通，小便欠畅，目黄见退。药已对证。原方加桃仁15g与大黄相伍以化瘀泄热，加水蛭10g，土鳖虫10g，以活血化瘀消黄。叶桂《外感温热篇》中说："入血就恐耗血动血，直须凉血散血。"6剂，水煎服，每日1剂，煎汁600mL，分2次服，每次服300mL。

三诊：身黄、目黄、小便黄渐退。效不更方，用上方10剂，煎服法同前。

四诊：胸有点痞闷，食欲欠增。上方加炒莱菔子30g，以行气化痰开胃。再进10剂。

五诊：身黄、目黄、小便黄明显见退，食欲亦改善。上方再进10剂，隔日服1剂，水煎服。

六诊：1个月后就诊，黄已退尽，心烦失眠，脉细数，舌红少苔。证显阴虚，改用知柏地黄汤加枸杞子、菊花。

七诊：服6剂后，心烦失眠改善，腰膝酸软乏力好转。上方加生黄芪15g，砂仁壳5g，以益气行气开胃。

◆ 解析

本例所谓发黄，必须具备目黄、身黄、小便黄。其中目黄一症是区分是否发黄的要点。《杂病源流犀烛·诸疸源流》中说："经言目黄者曰为黄疸，以目为宗脉所聚，诸经之热上熏于目，故目黄，可稔知为黄疸也。"古今对发黄一症分类甚多，但总以黄色鲜明者为阳黄，黄色晦暗不泽者为阴黄类分。本例之黄为阳黄。且热入血分而耗血动血，遵叶桂所论"直须凉血散血"。故用犀角地黄汤加化瘀之品以凉血散血。

【引自】谷清溪.谷清溪临证验案精选.北京：学苑出版社，2007.

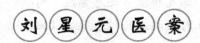

李某，女性，30岁。1974年6月7日初诊。患肝病日久，西医检查：肝肋下2指。现在自觉胃脘部和肝区疼痛，疲乏，恶心、纳呆，口干不思饮水，尿少便干，月经错后，血色淡。望诊脸面及肢体皮肤皆呈暗黄色，消瘦病容，脉短涩，舌体浮胖。

【辨证】血亏气衰。

【治法】补血和营健胃。

【处方】当归补血汤、茵陈术附五苓汤：茵陈15g，附子4.5g，白术9g，茯苓9g，猪苓9g，泽泻9g，桂枝9g，赤小豆15g，当归12g，黄芪24g。

2剂，隔日1剂。

6月10日二诊：服药后精神好转，肤黄略退，食欲增加，脉气微活。6月7日处方加附子6g，生姜3g，大枣9g。3剂，隔日1剂。

6月21日三诊：食睡均佳，面肤暗黄消失。大便三四日1次，仍觉肝脾区疼痛，并腹胀。脉虚，苔黄腻。6月7日处方加板蓝根9g，香附9g，乌药4.5g，川厚朴9g，柴胡6g，白芍9g，薄荷1.5g，姜半夏6g，陈皮6g。3剂，隔日1剂。

6月24日四诊：两胁痛减退，腹胀气滞，大便不畅。治以疏肝理气，消积导滞之剂，配服丸药。

【处方】板蓝根30g，败酱草30g，香附子30g，苍术18g，川厚朴24g，陈皮18g，青皮18g，佛手30g，大腹皮30g，广木香12g，姜半夏30g，紫苏梗18g，赭石30g，旋覆花30g，炒莱菔子18g，砂仁9g，枳壳30g，瓜蒌30g。共研粉面，炼蜜为丸，每丸9g重，每服1丸，早、晚各1次。

◆ 解析

初诊时，患者面色污暗发黄，身体消瘦，极度衰弱。月经错后，血色淡薄，食少纳呆，尿少、便干，舌体浮胖，脉气短涩。又患黄疸（阴黄），肝胃作痛。人体与疾病，两相矛盾。根据《黄帝内经》中"必先五胜"之法，刘老认为，必须先让五脏之气有胜病的能力，故采取治人为本的原则，给予初诊处方。方为当归补血汤、茵陈术附五苓汤合方。3剂以后，精神好转，肤黄略退，食欲增加，脉气微活。二诊在此基础上又将附子加量，以鼓舞阳气，加生姜、大枣，和营卫，健脾胃，继续增强机体功能。三诊时，食睡均佳，阴阳和合，面肤暗黄消失，但大便三四日1次，肝脾痛胀，苔现黄腻，肝炎症状明显，是为体气稍强、病状易显的关系，乃于前方中加板蓝根、香附、乌药、川厚朴、柴胡、白芍、薄荷、姜半夏、陈皮等治肝药物，以达机体和肝病同时并治的目的。四诊时，肝脾疼痛消失，是疾病大

◆ 读案心悟

减之候，乃给予疏肝理气、消积导滞的丸药方，嘱其缓缓服食，并注意保养。1977年5月访问，服丸药后，病情逐渐消退，未曾复发。

【引自】王森，等．刘星元医案医论．北京：学苑出版社，2006．

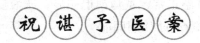

祝谌予医案

刘某，女，53岁。1994年10月21日初诊。主诉巩膜、皮肤黄染2个月。患者今年8月初始低热，右上腹痛，继现巩膜及皮肤黄染，皮肤剧烈瘙痒，且病情逐渐加重。8月20日住某院内科，经检查确诊为原发性硬化性胆管炎，给予口服泼尼松40mg/d治疗至今。因黄疸消退不明显来求治于祝老。实验室检查：9月13日经内镜逆行性胰胆管造影示胰胆管及胆总管均正常。肝内胆管很细，充盈困难。全部胆管系、索均较僵硬。9月27日B超示原发性硬化性胆管炎可能性大，不排除原发性胆汁性肝硬化。10月6日检验：红细胞沉降率78mm/h，谷丙转氨酶622U/L（正常＜40U/L），谷草转氨酶462U/L（正常＜50U/L），碱性磷酸酶203U/L（正常＜125U/L），谷氨酰转移酶63U/L（正常40U/L），总胆红素482.2μmol/L（正常17μmol/L），直接胆红素312.2μmol/L。现皮肤及巩膜均深度黄染、色鲜明，皮肤瘙痒，精神不振，口干苦，饮食不甘，肝区不适，尿黄不畅，大便正常。低热（体温37.3～37.4℃），舌苔白淡，脉细弦。

【辨证】肝胆湿热，气滞血瘀。

【治法】清利肝胆，活血退黄。

【处方】柴胡10g，黄芩10g，党参10g，半夏10g，炙甘草6g，茵陈15g，

名医小传

祝谌予，中医专家，教授。20世纪30年代初即师从于北京四大名医之一施今墨先生，致力于中医学理论的学习研究和临床医疗实践。他在学习中医学理论的同时，还学习西医的解剖、生理、病理等知识，以求中西医融会贯通。其擅长治疗内科脾胃病及妇科病，并将辨证施治与辨病施治的原则用于临床，终成一代中医名家。

金钱草50g，海金沙（包）10g，石菖蒲10g，郁金10g，威灵仙15g，石韦15g，生姜3片，大枣5枚。每日1剂，水煎服。连服14剂。

11月4日复诊：皮肤黄染减轻，尿色变浅，大便转溏，仍低热37.5℃，复查血总胆红素250μmol/L，直接胆红素188μmol/L。舌脉同前。易方逍遥散加牡丹皮10g，黄芩10g，金钱草50g，茵陈15g，生薏苡仁30g，秦艽15g，地骨皮15g。再服14剂。

11月18日三诊：体温正常，黄疸消退明显，尿液变清，大便成形，精神体力饮食均佳。1周前检查肝胆B超同前。

检验：红细胞沉降率50mm/h，谷丙转氨酶186U/L，谷草转氨酶119U/L，碱性磷酸酶133U/L，谷氨酰转移酶39.2U/L，总胆红素66.19μmol/L，直接胆红素9.41μmol/L。泼尼松用量35mg/d。守10月21日方去威灵仙、石韦，加车前子（包）10g，桑寄生20g，金毛狗脊15g。以上方为主加减服药40余剂，12月30日复诊时黄疸完全消失，无自觉不适。泼尼松用量25mg/d，复查血谷丙转氨酶28U/L，谷草转氨酶20U/L，碱性磷酸酶101U/L，谷氨酰转移酶14U/L，总胆红素22μmol/L，直接胆红素7.0μmol/L。

◆ 解析

中医学认为本病系"黄疸"范畴。《金匮要略》中云："黄家所得，从湿得之"，即黄疸病多从湿邪而来。但其往往与热、与寒、与瘀血等亦密切相关。湿热相合，其黄疸色泽鲜明，多属实证热证，谓之阳黄；寒湿相合，其黄疸色泽晦暗或黧黑，多属虚证寒证，谓之阴黄。本案为阳黄者，属实证热证为主，故祝老治以小柴胡汤为主方清泄肝胆郁热，加茵陈、金钱草、海金沙、石菖蒲、郁金、秦艽、威灵仙利胆除湿以退黄。肝主疏泄而藏血，疏泄不利则血滞瘀结，气郁血瘀则蕴热生之，其低热久不退者，悉因于此。祝老洞察纤毫，二诊即

◆ 读案心悟

易方丹栀逍遥散加减主之，当归、川芎、牡丹皮、秦艽、地骨皮活血凉血而清热，数剂而药到热退。是例经治虽未痊愈，但肝功能、胆红素几近正常，罕见之疾，不可不谓之良效，然亦须百尺竿头，再予探究。

【引自】董振华，等.祝谌予医案精选.北京：学苑出版社，2007.

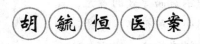

胡毓恒医案

杨某，女，71岁。1969年5月7日初诊。病史及辨证：患者从1969年4月30日开始出现四肢疼痛酸胀、乍寒乍热、头痛等感冒症状，在外院做红细胞沉降率化验值偏高，并以"风湿性关节炎"收住院。入院症状：疲倦，头昏头痛，四肢酸痛，乍寒乍热，巩膜及皮肤发黄，皮肤瘙痒，恶心纳呆，口苦，尿黄如茶汁，大便3日未解。舌苔薄黄腻，脉濡数。肝功能检查异常。

【辨证】外感湿热，内蕴肝胆。

【治法】解表清利湿热。

【处方】麻黄连翘赤小豆汤合猪苓汤加减：麻黄3g，茵陈15g，连翘10g，赤小豆12g，茯苓10g，猪苓10g，泽泻10g，滑石12g，藿香10g，金银花12g。每日1剂，水煎服。

5月16日二诊：上方已进8剂，身目之黄已减，头、身痛及寒热已除，皮肤痒止，食欲好转，现肝区隐痛，舌苔薄黄腻，脉弦。效果良好，原方加减。原方去麻黄，加丹参12g。每日1剂。

5月26日三诊：药后病情继续减轻，现唯肝区时隐痛，腰痛，早晨尿黄，舌苔薄黄，脉弦。病已将愈，继续清利湿热，疏肝益脾，巩固疗效。

【处方】茵陈15g，茯苓10g，麦芽15g，泽泻10g，猪苓10g，丹参12g，鸡内金10g，白芍10g，柴胡10g，滑石12g，郁金10g。每日1剂。

6月6日四诊：症状消失，食欲正常。肝功能已接近正常。舌苔薄黄，脉弦缓。予以养血益脾以善其后，归芍异功散加味煎服。

◆ 解析

本病以外感湿热，内蕴肝胆，湿热交蒸，故身目发黄；邪从外袭，故初起头身酸痛，乍寒乍热等症。《伤寒论·阳明篇》中云："伤寒瘀热在里，身必黄，麻黄连翘赤小豆汤主之。"其指出了本病的病因及治疗方药。盖外感之邪，加之里热瘀积不解而导致的黄疸，麻黄连翘赤小豆汤治表利小便解郁热，合猪苓汤加减利湿除热，故药后诸症顿减。守方加减再进20剂，症状消失，肝功能基本恢复正常。再予养血健脾以善其后。

【引自】胡毓恒.胡毓恒临床验案精选.长沙：湖南科学技术出版社，2007.

◆ 读案心悟

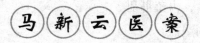

马 新 云 医 案

张某，男，7岁。主因发热1周，伴有纳呆、恶心、黄疸5天，于1991年8月9日初诊。患儿1周前因食鸡肉后继发腹部不适，翌日发热，体温38.5℃左右，2天后纳呆恶心、小便黄，大便5日未解，腹部胀满，曾自服乳酶生、小儿至宝锭、复方鸡内金散，针灸后大便所下微硬而黏，色白味臭，但发热、恶心呕吐、小便黄未解而就诊我院。既往体健，舌红苔黄厚，脉滑数。查体：面色微黄光亮，两巩膜发黄，发稀呈穗状，咽部充血，扁桃体稍大，腹胀，肝剑突下2.5cm，肋下1.5cm，轻度压痛，血常规：白细胞计数10.4×10^9/L，中性粒细胞0.76，淋巴细胞0.24。尿常规：尿胆原（＋），胆红素高。肝功能：谷丙转氨酶125U/L，黄疸指数28μmol/L，麝香草酚浊度试验16U，麝香草酚絮状试验14U，乙肝五项未见异常。西医诊断：急性黄疸型肝炎；中医诊断：黄疸。

【辨证】湿热证。

【治法】清热利湿退黄。

【处方】茵陈9g，青蒿6g，栀子6g，川厚朴6g，黄芩6g，炒枳壳5g，焦三仙（焦山楂、焦麦芽、焦神曲）各9g，滑石（布包）8g，山豆根6g，陈皮6g，甘草2g。水煎取液200mL，分3次温服，每日1剂，连服3剂。

二诊：服上方后两目发黄基本消退，腹胀大减，饮食略增，已无恶心呕吐，精神好转，舌苔变薄，脉稍滑数，继用前方连服10剂。

三诊：服上药后患儿无任何自觉症状。查肝功能转氨酶正常，黄疸指数4μmol/L，麝香草酚浊度试验、麝香草酚絮状试验均在正常值范围内，尿常规正常，继服中成药和胃消食丸、小儿启脾丸以巩固疗效，病告痊愈。

◆ 解析

黄疸，古人称"黄瘅""黄病"，是以目黄、全身皮肤黄及小便黄为主症的一种证候，其病早见于《黄帝内经》，如《素问·平人气象论》中谓："溺黄赤安卧者黄疸……目黄者曰黄疸。"《伤寒论》中曰："伤寒七八日身黄如橘色，小便不利，腹微满者，茵陈蒿汤主之。"《小儿药证直诀》中曰："身皮目皆黄者，黄病也。"其发病机制主要是湿热交蒸，外溢肌肤发为黄疸。如《千金翼方》中云："凡遇时行热病，多内瘀发黄。"故对黄疸的治疗原则以清热利湿、解毒退黄为主。方中茵陈为主药，擅清热利湿退黄。青蒿、栀子、川厚朴、黄芩、茵陈清热利湿解毒；枳实、三仙（山楂、神曲、麦芽）、滑石、陈皮以和胃降逆，止呕除胀；山豆根以清热解毒利咽为佳；甘草调和诸药，健脾解毒，但舌苔厚腻不可多量，以防甘腻生滞，影响气机，反使病情加重。

【引自】焦平.中国百年百名中医临床家丛书——马新云.北京：中国中医药出版社，2005.

◆ 读案心悟

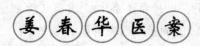

姜春华医案

张某，住院患者，年轻力壮。诊为急性肝萎缩。症见嗜睡、黄疸、腹胀满，已入肝性脑病前期，自谓不救。舌质红苔黄腻，脉弦数。

【辨证】湿毒炽盛，热入营血。

【治法】解毒凉血，活血化瘀。

【处方】生地黄30g，犀牛角（代）3g，牡丹皮10g，连翘10g，石斛10g，生大黄15g，土鳖虫10g，桃仁10g，大腹皮、槟榔各10g，枳实10g。7剂。

二诊：得下臭秽甚多，腹满减，症虽改善，尚未乐观。原方加人参30g，黄芪50g。7剂。

三诊：以后经1个月调理渐瘥。

◆ 解析

急性及亚急性重型肝炎，中西医均无救治良法。先生遍查古代论述及方药，效果多不理想。为此先生认为必须另辟蹊径，努力探索。终于在《妇人大全良方》卷七附方中发现一段描述："瘀血小腹急痛，大便不利，或谵语口干，水不欲咽，遍身黄色，小便自利或血结胸中，手不敢近腹，或寒热昏迷，其人如狂。"药用桃仁、大黄、甘草、肉桂。方中大黄独重，先生认为此处的描写颇似重症肝炎，且所用主药与先生所创截断扭转学说相符，遂广其制，立下瘀血合犀角地黄汤加减，以治本病。下瘀血汤出自《金匮要略》，为活血化瘀之良方。犀角地黄汤出

◆ 读案心悟

自《千金方》，专治热入营血，神昏谵语，吐衄发斑。二方合用，则增强了清营解毒凉血散瘀之功。此为先生妙用古方、善于开拓，对后人颇有启迪。

【引自】张云鹏.中国百年百名中医临床家丛书——姜春华.北京：中国中医药出版社，2002.

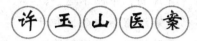

许玉山医案

雷某，女，20岁。4个月前，患者发热恶寒，恶心呕吐，不思饮食，口苦而干，渐致身目、小便皆黄，如橘色，某医院诊为"急性传染性肝炎"，住院治疗4个月余，黄疸稍退，但腹胀不能食，疲乏倦怠，身形消瘦，两胁下疼痛。询问病程得知，患者在住院期间，该院对肝炎患者一律采用协定处方，内有栀子、黄檗、龙胆、板蓝根等，因过服苦寒药导致病情加重，患者要求出院，并到门诊求余诊治。诊见面色萎黄，暗无光泽，形体消瘦，神疲畏寒，两胁疼痛，腹胀痞满，目微黄，大便稀溏，舌苔白腻，脉左关弦大、右关沉迟无力。复查肝功能：麝香草酚浊度试验15U，麝香草酚絮状试验（＋＋＋），谷丙转氨酶3100U/L。

【辨证】肝气乘脾，寒湿阻遏。

【治法】健脾疏肝，温中和胃，佐以利湿。

【处方】党参12g，白术12g，茯苓12g，陈皮9g，高良姜9g，生山药12g，砂仁6g，茵陈10g，橘叶9g，白芍12g，延胡索12g，甘草5g。

二诊：上方服10余剂，症状显著减轻，黄疸消失。此后以健脾和胃疏肝之法调理3个多月，复查肝功能4次，渐次正常。

名医小传

许玉山，字宝嵚，河北赵县人，主任医师，研究员，著名中医临床大家。许玉山先生悬壶济世50余载，治病尤以肾病、脾胃病、妇科诸证见长。数十年中救治危急重症及慢性病、疑难病患者数万例。其用药胆大而心细，常用小剂量用药挽危疾，有四两拨千斤之妙；开平常方起沉疴，虽平淡而收奇效之功。

◆ 解析

《临证指南医案》中指出："阴黄之作，湿从寒化，脾阳不能化热，胆液为湿所阻，渍于脾，浸淫肌肉，溢于皮肤，色如熏黄，阴主晦，治在脾。"本例阴证发黄，乃由阳黄过服苦寒药，克伤脾胃而得者。脾胃虚弱，中阳不运，故食少纳呆；肝胆气机不畅，寒湿留滞中焦，胆汁外溢，故身目色黄晦暗，两胁疼痛；寒湿困脾，升降失司，故见恶心呕吐，腹胀脘闷，大便稀溏；神疲畏寒，为阳气已虚，气血不足所致；湿浊不化，故舌苔白腻；左关脉弦大主肝胆气滞，右关脉沉迟主脾阳虚湿盛。前医不知治未病之理，不明治肝补脾之要，妄投栀子、黄檗苦寒之品，任病者啜服，如此，鲜不偾事败复。不知实脾，复加害之，虽云治病，无异杀人。故医者当加意于前贤之论也。方中茵陈主黄疸而利湿，党参、白术、茯苓、山药、陈皮、甘草健脾和胃渗湿，高良姜、砂仁温中散寒，白芍、延胡索、橘叶疏肝理气止痛。本例既病误治，急当图救，投以甘温健脾、疏肝理气之剂，俾脾气实则湿无由生，木条达则无乘脾之理，五行运化如常，则沉疴自去。

【引自】许逸民. 中国百年百名中医临床家丛书——许玉山. 北京：中国中医药出版社，2001.

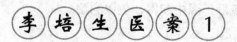

李培生医案①

蒙某，女，38岁。1993年3月19日初诊。患者肝区作胀、食欲缺乏、乏力1年，身目发黄20天。1年前因饮食不洁，出现肝区不适，食欲缺乏、乏力，在当地医院诊治。查肝功能：谷丙转氨酶60U/L，乙肝五项示"大三阳"。予护肝及清热解毒、疏肝解郁中药治疗，症状时好时坏。近1个月来，因劳累太过，肝区作胀，身目发黄，小便色黄，食欲缺乏厌油，即到该院查直接胆红素20μmol/L，间接胆红素50μmol/L，谷丙转氨酶60U/L。诊断为乙型病毒性肝炎（慢性活动期），予以护肝、退黄等对症治疗后，症状未见明显好转。现症：身目发黄，小便深黄如浓茶，肝区不适，食欲缺乏，厌油，恶心欲呕。察其：舌暗红，苔黄略腻，脉弦细。诊为阳黄黄疸（慢性乙型病毒性肝炎活动期）。

【辨证】湿热证。

【治法】清热化湿，利胆退黄。

【处方】清肝败毒饮：茵陈30g，炒栀子10g，茯苓30g，泽泻10g，猪苓15g，炒竹茹10g，郁金10g，陈皮8g，赤芍30g，丹参30g，白花蛇舌草30g，炒山楂15g。水煎服，每日1剂。

二诊：服上方20余剂，身目不黄，纳食增进，小便淡黄。查：舌红，苔薄黄而干，脉弦细。复查肝功能正常。现湿热未尽，又有热邪伤阴之象。加入清热生津之品。

【处方】茵陈30g，炒栀子10g，赤芍15g，白芍15g，丹参18g，白花蛇舌草30g，败酱草30g，制香附10g，香橼皮10g，炒山楂10g，橘皮10g，白茅根18g，芦根30g。

三诊：上方连服10剂，黄疸尽退，小便清利，唯劳累后精神疲惫，肢体乏力。查：舌质暗红，苔薄黄，脉弦细。治以清热解毒、理气活血、健脾益气之法。前后随症加减服药140余剂，诸症消失，肝功能正常。随访半年，患者未复发。

◆ 解析

肝脾主升，胆胃主降，是病机相关，若肝胆失疏，脾胃运化失职，三焦壅滞，湿热疫毒蕴结于中，则上焦不通，下焦郁闭，津液不下，胆汁排泄不畅，外溢肌肤，故见身目小便俱黄；湿热蕴结不

◆ 读案心悟

解，则脘痞纳呆；脾湿不化，则大便溏而不爽；若热浊气上逆，则口淡呕恶乏味；肝失条达，气机不畅，则两胁胀痛；湿遏热伏，则舌苔厚腻或黄白相兼，脉弦滑或弦细而数。李教授积临床数十年之经验，熔伤寒温病于一炉，诊此类肝病，提出"寒温统一，妙在神合"之论。所谓神合，即从临床实践中去结合，颇有见地。故自拟清肝败毒饮（柴胡、黄芩、杏仁、厚朴、茯苓、麦芽、茵陈、败酱草、白花蛇舌草）。全方旨在和解少阳，清利三焦，起宣上、宽中、导下，疏肝利胆，调理脾胃之功。使湿热疫毒之邪，由上、中、下三焦分而解之。其加减运用法：胸腹痞满者，加瓜蒌皮、藿香、大腹皮；呕恶纳呆者，加姜半夏、连苏饮之类；胸胁胀痛者，加橘络、丹参、金铃子散之属；湿遏热伏，小便不利者，加芦根、滑石之流；腹痛便秘者，加赤芍、白芍、山楂、大黄炭等。

【引自】贺兴东，等. 当代名老中医典型医案集·内科分册. 北京：人民卫生出版社，2014.

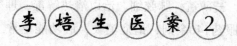

李培生医案 2

刘某，男。1991年10月8日初诊。谷丙转氨酶108U/L，总胆红素51.3μmol/L。应诊时，患者面目身黄如橘色，右上腹刺痛，脘腹膨胀，恶油腻食物，时恶心欲吐，肢倦乏力，食欲缺乏，大便溏而不爽，小便色如金汁，苔黄厚腻，脉弦滑数。西医诊断：急性黄疸型肝炎；中医诊断：黄疸。

【辨证】湿热蕴结脾胃，郁蒸肝胆。

【治法】清热利湿，活血退黄。

【处方】藿朴夏苓柴陈丹草大黄剂：藿香、厚朴、姜半夏、橘皮、茯苓、竹茹、栀子、柴胡各10g，茵陈、丹参、白花蛇舌草、车前草、白茅根、干芦根、生谷芽、生麦芽各15g，大黄6g。水煎服。

上方随症加减化裁，连服15剂，诸症消失。追访半年，复查肝功能3次正常而康复。

◆解析

本案症见身目小便黄染，右上腹胀痛，脘痞纳呆，口苦干涩，恶心欲吐，肢倦乏力，大便或干或溏而不爽，舌质欠润、苔薄厚腻，脉弦滑数或濡数。李老认为本症重在湿热阻滞于中，胆汁瘀滞，疏泄不及，上下不通，法当宽中渗湿，疏肝利胆，分利三焦。遣方用药宜寒温参合，诸如苦降辛开、芳香化浊、淡渗利湿、解毒退黄之品均可入选，自拟藿朴夏苓柴陈丹草大黄剂。方中藿香开上泄湿化浊；厚朴与姜半夏辛开理气宽中、除湿化痰而降逆；大黄苦降泻热通腑而解毒；柴胡配丹参疏肝而利胆；茵陈、茯苓、车前草、白花蛇舌草相合，利小便渗湿热，排毒邪而退黄。本方治疗湿热并重蕴结中焦而发黄的乙型肝炎患者，疗效甚捷。

【引自】涂江雁，等．国家级名老中医肝病验案良方．郑州：中原农民出版社，2010．

◆读案心悟

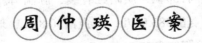

马某，女，50岁。2006年9月6日初诊。黄疸持续1年余，久治不愈，时有消长，先后住院3次。南京某医院诊断：自身免疫性肝病，胆囊炎。吉林某医院诊断：肝硬化，脾功能亢进，胆囊炎。症见：目黄，肤黄，尿黄，肌肤瘙痒，腹胀腹痛，食少不运，大便不畅，呈糊状夹有不消化物，偶有恶心，口干苦，腹部胀急膨满，上腹稍有隆起，查有腹水。察其：苔中后部黄腻，质暗红，诊脉细滑。诊其为黄疸，症积，鼓胀（自身免疫性肝病，肝硬化失代偿期）。此为黄疸已持续1年余，久治不愈，时有消长，非一般湿热所致，而为瘀热郁于血分，故见腹胀腹痛，食少不运，大便不畅，呈糊状夹有不消化物等湿热瘀毒久郁，肝脾两伤，气滞水停之证候。

【辨证】瘀热郁于血分。

【治法】清热利湿，解毒祛瘀，利胆退黄，行气利水。

【处方】茵陈蒿汤、小承气汤加味：熟大黄5g，茵陈20g，黑山栀10g，厚朴5g，炒枳实15g，秦艽10g，豨莶草15g，马鞭草15g，桃仁10g，水红花籽15g，莪术10g，猪苓、茯苓各15g，晚蚕沙（包）12g，鸡骨草15g，金钱草20g，海金沙（包）15g，炙鸡内金10g，藿香叶、紫苏叶各10g，青皮、陈皮各6g，竹茹6g，沉香（后下）5g，黄连3g，炒六曲10g，砂仁（后下）3g，陈葫芦瓢（煎汤代水）30g。7剂，水煎服，每日1剂。

9月13日二诊：药后自觉大便稍畅，腹胀较轻，欲食而餐后不运，肌肤瘙痒，尿意不畅，量少，色深黄，口干稍轻，面目黄染较前大减，腹胀有水，下肢肿。苔薄黄腻，质红略暗，脉细兼滑。治守原法。9月6日方加泽兰、泽泻各15g，车前子（包）12g，地肤子15g，苦参6g，大腹皮12g。7剂。

9月20日三诊：大便稍畅，排尿增多，尿黄，腹胀减轻，皮肤瘙痒好转，知饥而厌食，手指有时拘急，不抖，口干亦轻，面目黄染较前又有减轻，下肢水肿稍减。苔黄、质红偏暗，脉细。9月6日方加田基黄20g，地枯萝15g，泽兰、泽泻各15g，车前子（包）12g，地肤子15g，苦参6g，大腹皮12g。7剂。

9月29日四诊：黄疸有减，腹部膜胀，皮肤瘙痒不显，尿少不畅，大便通畅，口唇干裂。苔黄中后部腻，质暗红有裂，脉濡滑。复查肝功能：谷丙转氨酶167.5U/L，谷草转氨酶383.9U/L，白蛋白30.8g/L，球蛋白42.2g/L，直接胆红素112.8μmol/L，间接胆红素67.9μmol/L。

【处方】9月6日方改晚蚕沙（包）15g，加泽兰、泽泻各15g，垂盆草30g，炒莱菔子15g，大腹皮12g，车前子（包）12g，煨草果3g，苦参9g，地肤子15g，田基黄20g。7剂。

◆ 解析　　　　　　　　　　　◆ 读案心悟

　　此例患者黄疸已持续1年余，久治不愈，时有消长，可见非一般湿热所致，而为瘀热郁于血分。结合患者腹胀、腹痛，食少不运，大便不畅，呈糊状夹有不消化物等四诊资料，辨证为湿热瘀毒久郁，肝脾两伤，气滞水停。以湿热瘀毒、气滞水停之标实为主，故治以清热利湿、解毒祛瘀、利胆退黄、行气利水为法。药用茵陈蒿汤加鸡骨草、金钱草、海金沙、鸡内金清热化湿，利胆退黄；合小承气通腑泄热，使湿热瘀毒之邪从大便而解；加用马鞭草、桃仁、水红花子、莪术化瘀利水，活血消症；用猪茯苓、晚蚕沙、沉香、陈葫芦瓢行气泄浊，淡渗利水，即所谓"治湿不利小便，非其治也"；黄连、藿香叶、紫苏叶、青皮、陈皮、竹茹、炒六曲、砂仁芳香化湿，和胃降逆。药后面目黄染较前大减，大便通畅，腹胀较轻，尿意不畅，量少，色深黄，肌肤仍瘙痒。药已奏效，原法再进，加用泽兰、泽泻、车前子活血利水；合地肤子、苦参清热利湿；大腹皮下气宽中行水。

　　【引自】 贺兴东，等. 当代名老中医典型医案集·内科分册. 北京：人民卫生出版社，2014.

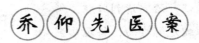

乔仰先医案

　　颜某，男，31岁。1988年3月31日初诊。患"瘀胆型肝炎"在某院住院治疗，但黄疸持续不退而来求治。自诉肝区胀痛，食欲尚可，但喜食冷，食后觉腹胀，口干苦，寐差，肤痒，汗出不畅，大便量少不爽、质薄色黄，表面如油，小便深黄。诊查：两目深黄，肝大肋下2指，质软、按之作痛，苔糙厚，脉弦数。查血：总胆红素567.72μmol/L。西医诊断：瘀胆型肝炎；中医诊断：黄疸。

【辨证】肝胆湿热，瘀阻血脉。

【治法】清肝利胆，解毒祛瘀。

【处方】茵陈、龙胆、赤芍、白芍、凌霄花、车前子（包）各15g，大黄、柴胡、枳实各5g，炒栀子、黄芩各6g。

服药21剂，其中大黄增至8g，凌霄花增至18g。于4月23日复查总胆红素为188.1μmol/L。1分钟胆红素为51.3μmol/L。肝区胀痛、皮肤瘙痒好转，但口干，疲乏，动则气急手抖，小便渐清，大便每日1次，虽软已成形。药已中的，守法再进。原方加生薏苡仁、熟薏苡仁各30g，大黄用至9g。另以人参、西洋参各1.5g，煎汤代茶饮服。又服14剂，诸症均改善，复查总胆红素已降至97.47μmol/L，1分钟胆红素降至20.52μmol/L。以上方加减续进，其中大黄用至12g。7月21日复查，实验室指标均正常。随访半年未复发。

◆ 解析

乔老认为，肝炎之发病，多虚实夹杂，表现为湿、毒、瘀、虚四大病理环节。湿邪与肝炎的发病关系尤为密切，正如《金匮要略·黄疸病脉证并治》中所云："黄家所得，从湿得之。"湿与热相搏，或郁于肝胆，或困于脾胃，也可与寒相合，使湿从寒化而成寒湿困脾。本案属湿热熏蒸肝胆，瘀血阻滞证，治宜清利肝胆，解毒祛瘀为法。方选自拟蛇龙解毒汤，待湿热渐退之后，续以益气扶正之品调理善后。

【引自】涂江雁，等.国家级名老中医肝病验案良方.郑州：中原农民出版社，2010.

◆ 读案心悟

吉良晨医案

吉某，男，13岁。因外出过于疲劳，又当长夏饮食失调，于立秋后返京发病。症见肢怠酸楚，喜卧懒言，头重不清，发热恶寒，呕恶口黏不欲饮食，小溲黄短而热，二目白睛显黄，舌苔白黄厚腻、尖边色红，脉滑数，体温39.4℃，当时查尿三胆阳性。西医诊断：急性黄疸型肝炎；中医诊断：黄疸。

【辨证】外感时邪，内蕴湿热。

【治法】疏解时邪，清利湿热。

【处方】嫩香薷、大连翘各9g，赤小豆（打）30g，陈佩兰、条黄芩各9g，车前草、绵茵陈各30g。

服药1剂，身得微汗，热势有减（体温38.6℃），但面色黄疸甚泽，状如橘色，舌苔未退，脉仍滑数，此湿热黄疸，阳黄无疑，嘱再进服1剂。

服药2剂，均得小汗，发热减轻，恶寒已解（体温下降至37.2℃），小便色黄，呕恶时作。舌苔白微黄厚腻，脉滑略数，表解当以清里（肝功能：麝香草酚浊度试验10U/L，黄疸指数125μmol/L）。

【处方】陈佩兰9g，姜半夏6g，淡竹茹12g，条黄芩9g，车前草、绵茵陈各30g。

上方连服2剂，症情显然见瘥，面目黄疸有减，呕恶尿黄均有好转，又按上方继服2剂，舌亦见薄，尿色转淡，且量增多，已能稍进饮食不呕，守方再进2剂；1周后查肝功能：麝香草酚浊度试验正常，黄疸指数70μmol/L。

名医小传

吉良晨，北京市人，国家级中医专家，主任医师，教授。吉良晨在身为晚清御史的祖父身边长大。幼承庭训熏陶，7岁开始学医，酷爱方术医药，先后拜晚清御医袁鹤侪、民间世医韩琴轩、伤寒大师陈慎吾、金匮大家宗维新为师。21岁即悬壶京都，先后结业于北京中医研究所、北京市中医进修学校。长期从事中医教学、临床工作。从医50年，学验俱丰。

第一章 急性黄疸型肝炎

【处方】生薏苡仁、紫丹参、车前草各30g，生大黄3g，绵茵陈30g。

因舌苔已薄，但仍白腻，舌显暗红，脉沉弦滑，大便不畅，故改拟化湿益脾、和血通腑、清利之品，此邪渐退，宜扶正祛邪法。

服药3剂，诸症好转，精神有增，面目黄疸亦退，小便淡黄清长，大便通畅，舌苔薄白腻、质略暗红，脉沉弦细滑缓（体温正常），以上方加减服。

【处方】生薏苡仁、紫丹参、车前草、绵茵陈各30g，大枣（切）6枚。

连服3剂，精神体力均佳，纳食有增，口不干渴，舌苔白，脉沉弦细。仍守方隔日1剂服，又1周后前方去生薏苡仁服3剂，状如常人（肝功能正常）。后仅以绵茵陈、大枣两味水煎服用，症退体健，肝功能3次检验均为正常，病即痊愈。

◆ 解析

本验案黄疸系湿热并重，表里俱病。先以解表，后以清里，终以扶正祛邪得愈。黄疸总以小便清长为顺，以不伤阴为度，故用薏苡仁、车前草、绵茵陈等化湿清利之品，辅以大枣，虽小便显多，但口不干渴。本方为《伤寒论·阳明病》篇之麻黄连翘赤小豆汤加减化裁而来。因在大暑将过、不时阴雨之际，故用辛温香薷走表发汗，解暑利湿；以大连翘清热解毒，以赤小豆清热利尿；条黄芩苦寒泄热而能燥湿；陈佩兰芳香辟秽而能化浊；车前草凉血兼能清利湿热；绵茵陈清气主治热结黄疸。诸药和合，有解表清里之功，使邪从表里两解。

【引自】桑希生，等.内科临证医案.北京：人民军医出版社，2010.

◆ 读案心悟

第二章 急性无黄疸型肝炎

　　急性无黄疸型肝炎占急性肝炎90%以上，远较急性黄疸型为常见。其整个过程不出现黄疸，症状较轻，仅表现为乏力、食欲减退、腹胀和肝区疼痛等症状。少数病例有发热、恶心、腹泻等症状。本型临床表现与急性黄疸型的黄疸前期相似。相当一部分病例仅在普查时被发现。具有发病慢、恢复慢、进展慢的特点，一般在3个月内恢复正常。由于不出现黄疸，病情常隐蔽地进行，因此容易发展为慢性肝炎。

　　急性无黄疸型肝炎主要根据流行病学资料、症状、体征、实验室检查及病原学检测综合判断，并排除其他病患。本病归属于中医学的"胁痛""郁证""积聚""鼓胀"等范畴。早在《素问·刺热篇》中说："肝热病者……胁满痛，手足燥，不得安卧"，《灵枢·五邪篇》中曰："邪在肝，则两胁中痛……恶血在内。"《景岳全书·胁痛》以临床实际出发，将病因分为外感与内伤两大类，并提出以内伤者为多见。此外《证治汇补》中曰："暴怒伤触，悲哀气结。"《杂病源流犀烛》中说："气郁，由大怒气逆，或谋虑不决，皆令肝火动甚，以致胠胁肋痛。"因而，以上所见，邪毒感染是急性无黄疸型肝炎的主要原因之一，脾胃水谷滋生之湿热，为内在发病之条件。探求病因，则责之于肝胆失疏、脾胃失调。本病临床表现错综复杂，临证中须加详辨。

路志正医案

张某，男，51岁。1982年11月初，始感肝区痛，乏力，便溏，经某医院查肝功能，诊为急性肝炎，以清热解毒、疏肝理气为法，投以大剂量苦寒、香燥之品10余剂，其症不仅不减，反而病情加重，故于1982年11月中旬来本院求诊。症见：右胁胀痛，腹满便溏，食欲缺乏，倦怠乏力，小便量少色黄，情怀抑郁，烦躁易怒，夜寐不安，噩梦纷纭，望之形体肥胖，两目无神。舌质暗红、苔薄腻微黄，脉濡数。

【辨证】肝郁脾虚，湿热内蕴。

【治法】疏肝实脾，化湿和胃。

【处方】藿香梗9g，茯苓15g，苍术9g，山药15g，白豆蔻（后下）9g，薏苡仁15g，茵陈12g，车前草12g，橘叶15g，郁金9g，山栀子（炒）6g。水煎服，每日1剂。

给予上方5剂后，肝区胀痛减轻，饮食见增，夜寐稍安，余症见消；后以养肝实脾、化湿和胃法，拟逍遥散化裁。

【处方】当归10g，白芍12g，柴胡9g，茯苓12g，黄芪12g，醋香附9g，苍术10g，枳壳9g。

前后加减共服21剂。查肝功能正常，诸症俱失。

◆ 解析

方中藿香梗、苍术、白豆蔻芳香化浊，燥湿醒脾；茵陈、车前草、茯苓、薏苡仁、山药淡渗利湿，护脾阳；郁金、山栀子、橘叶疏肝解郁，清胆经郁热，而无劫肝阴之弊。全方未

◆ 读案心悟

过用苦寒之品、香燥之味，而湿热得去，肝气

得疏，中州得运，升降复常，诸证消失。

【引自】贺兴东. 当代名老中医典型医案集·内科分册. 北京：人民卫生

出版社，2014.

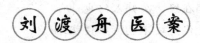

冯某，男，26岁。1993年9月20日初诊。肝区疼痛半年之久，查乙肝五

项：HBsAg（＋），HBeAg（＋），抗 –HBC（＋），肝功能（－），近半个

月来病情加重。胸膈满闷，脘腹胀满，少食乏力，睡眠不佳，小便短赤，大

便溏薄。舌苔白厚腻，脉弦而滑。观其脉证，反映了肝之湿邪为盛。暂停他

法，当先利气祛湿，芳香化浊。

【辨证】湿邪较盛。

【治法】理气祛湿，芳香化浊。

【处方】藿香正气散加减：大腹皮、白芷、紫苏、茯苓（去皮）各

30g，半夏曲、白术、陈皮（去白）、厚朴（去粗皮，姜汁炙）、苦桔梗各

60g，藿香（去土）90g，甘草（炙）75g。

另加生姜、大枣，水煎服，服药15剂。胸闷，腹胀减轻许多，大便已正

常，饮食有增，白厚腻苔变薄。然两胁疼痛依然如旧，入夜则疼痛为重。舌

边暗红，脉弦而涩。

【处方】柴胡15g，黄芩8g，茵陈15g，土茯苓15g，绵马贯众15g，重楼

15g，茜草10g，当归15g，白芍15g，土鳖虫10g，泽兰10g，红花10g，海螵蛸

15g，苍术10g。

服上方2个月有余，肝区疼痛消失，饮食、二便、舌脉如常，体力恢

复。11月30日检查：肝功能（－），HBsAg（－），HBeAg（－），抗 –HBC

（－）。嘱勿食肥甘而助邪气。续服"肝炎舒胶囊"巩固疗效。后又复诊，

未反复。

◆ 解析

　　病毒性肝炎的基本原因是"湿热挟毒"凝滞肝脏气血所致。一旦发病，则使肝的疏泄功能失常。其始也，气机郁勃不舒，继而血脉瘀阻，络脉涩滞。"新病在经，久病入络也。"三焦水道运行受阻，气化为之不利，小便极端困难，则可形成鼓胀。临床上，对肝炎辨证应先辨阴阳气血。本案胁痛入夜为重，舌边暗红，脉弦而涩，为肝炎病及血分，对此，可用"柴胡活络汤"。

　　刘老方中以柴胡、白芍疏肝理气，以黄芩、茵陈、土茯苓、绵马贯众、苍术清热利湿祛毒，以茜草、当归、海螵蛸、土鳖虫、泽兰、红花活血通络。该方有效地阻断了病毒性肝炎的进展，并利于恢复肝的正常功能。药后，肝络疏通则肝区疼痛消失，身体复常。

　　【引自】陈明，等.刘渡舟临证验案精选.北京：学苑出版社，1996.

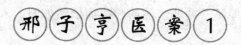

邢子亨医案 ①

　　张某，男，36岁。1995年3月10日初诊。疲困乏力、肝区疼痛、脘腹胀满、恶心2个月。肝功能：麝香草酚浊度试验12U，麝香草酚絮状试验（＋＋），谷丙转氨酶正常，HBsAg（＋）。其面暗萎黄，脉象弦细稍数。

　　【辨证】肝经气血郁滞，运化受阻，肝脾不和。

　　【治法】疏肝理气，化瘀解毒。

　　【处方】当归15g，赤芍15g，丹参15g，红花5g，柴胡12g，青皮10g，延胡索12g，川楝子12g，郁金12g，半枝莲15g，重楼12g，山楂12g，泽泻12g，生薏苡仁30g，炒麦芽20g。每周4剂。

3月20日二诊：肝区疼痛减，腹胀轻，纳食增进。上方去延胡索、川楝子，加茵陈15g，土鳖虫6g，清肝胆之瘀热，以消萎黄；加丝瓜络12g，以消络中之瘀热。

　　3月30日三诊：面色已显红润，腹胀已消，身体已不劳困。上方加牡丹皮15g，清血分之瘀热。

　　以后遵上方加减出入，2个月后，复查肝功能：HBsAg（-），其他项目亦趋正常。毒消热清，内环境改变，使病毒无适合繁衍之环境，则HBsAg亦转阴。

◆ 解析

　　肝脾关系密切，肝病可及脾，脾病可及肝，两者在病机上往往相互影响。故治疗上以柴胡、青皮、延胡索、川楝子疏肝为主，肝气条达则脾运复常，邢老还在方中以山楂、炒麦芽顾护脾胃。瘀毒留滞乃肝炎的主要病机，故以当归、赤芍、丹参养血柔肝，补中寓通。丹参一味，可抵四物，养则血源充足，通则肝体可柔，血无郁滞，合郁金、牡丹皮凉血疏肝，以茵陈、土鳖虫、丝瓜络清肝胆及络中之瘀热，以半枝莲、泽泻、薏苡仁清热解毒，利水化湿，使邪从水道而出。毒消热清，内环境改变，则促进HBsAg转阴。

◆ 读案心悟

【引自】邢睿贞. 中国百年百名中医临床家丛书·邢子亨. 北京：中国中医药出版社，2014.

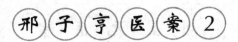

邢子亨医案 2

　　彭某，女，6岁。1973年3月25日初诊。病已四五日，大便白黏，腹胀，不能食，小便黄赤，舌红苔薄黄，脉象滑数。肝功能检查：麝香草酚浊度试验11U，麝香草酚絮状试验（＋＋），谷丙转氨酶462U。西医诊断：急性无黄疸型肝炎。

【辨证】肝胆疏泄失常，湿热内结。

【治法】疏肝理脾，清利湿热。

【处方】茵陈解毒饮加减：茵陈15g，猪苓10g，茯苓10g，泽泻10g，苍术6g，陈皮10g，川楝子10g，枳实5g，木通10g，大黄6g，甘草6g。

3月29日二诊：大便已转黄润，食欲仍差，是肝胆已利，中运不和。前方去大黄，加山楂、炒麦芽、神曲各6g以健中运。

4月2日三诊：食欲已好，纳食增多，小便色已淡，大便正常。查肝功能：转氨酶正常，麝香草酚浊度试验9U，麝香草酚絮状试验（＋）。患儿已无任何不适。前方去川楝子、枳实，加连翘9g，板蓝根9g，金钱草10g，以清余邪病毒。

◆解析

《伤寒论》中云："小便利者，不能发黄。"邢老方中以茵陈、猪苓、茯苓、泽泻、苍术、木通清热利湿，使湿热从小便而解，以陈皮、川楝子、枳实疏肝理脾，以大黄通腑导滞，使邪毒从大便而下。药后肝胆已利则方中去大黄，加山楂、麦芽、神曲健运中焦而善后。

◆读案心悟

【引自】邢睿贞. 中国百年百名中医临床家丛书·邢子亨. 北京：中国中医药出版社，2014.

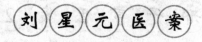

刘星元医案

储某，女，33岁。1975年9月14日初诊。肝区经常疼痛，容易生气，疲乏无力，吃饭不好，恶心，睡觉多梦，下午发热。月经提前五六天，血量不多。头部昏晕，经常感冒。脉沉弱，舌苔少。

【辨证】肝气犯脾。

【治法】疏肝理气健脾，开胃化郁止痛。

【处方】归脾汤加味：白术9g，党参9g，黄芩15g，当归15g，炙甘草6g，远志9g，炒酸枣仁15g，木香1.5g，龙眼肉9g，板蓝根15g，茵陈15g，香附9g，莲子9g，炒白扁豆9g，焦山楂9g，茯苓9g，沉香（研末、分2次冲服）1.5g。3剂，隔日1剂。

9月19日二诊：服上药后，饮食好转，肝区疼痛减轻。唯睡眠仍不安，乏困无力。脉左沉虚，右短而数，舌色淡薄。9月14日处方加银柴胡、白芍各9g，牡丹皮、焦栀子各6g。3剂，隔日1剂。

9月25日三诊：乏困减轻，吃饭进一步好转，自感精神比以前好，下午发热消失。睡眠仍不太好。脉左缓右急。9月14日处方，9月19日加味，再加败酱草9g。3剂，隔日1剂。

9月29日四诊：食欲显著增进，恶心消失，头部亦感轻松，睡眠稍好，前方照服3剂，隔日1剂。

10月6日五诊：诸症大退，病情基本痊愈，脉缓有力。前方照服5剂，隔日1剂。

名医小传

刘星元，河北迁安人，师承北京名医范更生，新中国成立后，在甘肃省中医院、兰州医学院任职。任兰州医学院中医教研组主任、甘肃省中医学会副会长。在甘肃省中医高等教育工作中起到了开创作用。60年的教学和医疗中，对患者认真负责，不断实践，总结经验，在脾胃病、疑难杂证治疗上有独到之处。在省内外享有很高的声誉。

◆解析

方用归脾汤的原因，是该方主治心脾两经血不归肝，血虚发热，食少体倦，怔忡健忘，脾虚血乱，不能归经等症。方中党参、茯苓、黄芪、白术、炙甘草，甘温补脾，龙眼肉、酸

◆读案心悟

第二章 急性无黄疸型肝炎

枣仁、当归、远志濡润养心，木香善理三焦之气，达到调气舒脾，气和血亦活。可见本方实有调气解郁的作用。故妇科病多用之，妇女肝火亦多用之。加味板蓝根、茵陈、败酱草、香附、沉香、银柴胡、白芍、牡丹皮等药，可以起到解毒、消肿、清热、利胆、疏肝、化痰开郁的作用，皆肝炎所需要者。沉香一味，尤为切要，盖沉香为下气助阳补命门，助脾胃要药。香附通十二经八脉气分，解六郁、治多怒。二药配合，最能升降诸气。肝炎一病，在于血疑，而血凝的原因，在于气滞，尤其气机升降秩序的失宜，是本病最重要的一环。沉香、香附合用最能解决这一问题。

【引自】刘星元.刘星元临证集.兰州：甘肃人民出版社，1980.

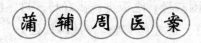

蒲辅周医案

许某，男，56岁。1963年1月15日初诊。2个月来腹胀，右肋下隐痛，不思食，不知饥，厌油腻，口苦，口渴思饮，下肢股内外时有颤动，睡眠不佳，常服安眠药，大便不成形，每日两三次，小便黄少，1个月前曾在某医院检查肝大；肝功能化验血清谷丙转氨酶较高（270U/L），昨日复查为280U/L（该院正常值在40U/L以下），眼白珠青，微带黄色，面色微黄，舌质红、苔微黄白腻，脉弦细数，素性急，过劳。

【辨证】脾胃失调，湿聚热郁，三焦失和。

【治法】调脾胃，清湿热，疏利三焦。

【处方】茵陈蒿、茯苓各10g，猪苓6g，滑石10g，焦栀子4.5g，豆卷12g，大腹皮6g，通草3g，防己4.5g，厚朴6g，炒枳实3g，郁金6g，石斛12g，炒麦芽9g。

服7剂，隔日1剂。即日午后入某医院住院仍服此中药。

2月5日二诊：服药后口苦及腹胀见轻，食欲好转，小便仍色黄，大便每日2次，已成形，经该医院进一步检查（胆囊有炎症，谷丙转氨酶已降至125U），诊断为急性无黄疸型传染性肝炎。脉转弦缓，舌质红稍退，苔薄白黄腻，仍宜和肝胆，调脾胃，原方去防己、大腹皮，加广陈皮4.5g，竹茹6g，法半夏6g，焦栀子改为6g。7剂，隔日1剂。

2月23日三诊：服药后病情稳定，食欲增强而知饥，口苦见轻，二便同上，血清转氨酶近来检查为140U，舌质正常，腻苔见退，脉弦缓，仍宜继续调肝脾、清湿热。

【处方】茯苓10g，生白术4.5g，泽泻4.5g，猪苓4.5g，茵陈蒿9g，滑石9g，通草3g，豆卷9g，薏苡仁15g，扁豆衣6g，海金沙9g，麦芽6g。7剂，隔日1剂。

3月4日四诊：服药后饮食、二便皆恢复正常，已无口苦及腹胀，稍有疲乏感，近来谷丙转氨酶87U，舌质正常，苔已退净，脉缓有力，左关弦数，仍以和脾胃、调肝胆以资稳固。

【处方】党参4.5g，白术4.5g，茯苓9g，炙甘草15g，山药9g，莲子肉9g，薏苡仁12g，石斛9g，鸡内金6g，炒谷芽6g，大枣9g。5剂，隔日1剂。

以后检查，一切正常，遂出院停药，以饮食调理而恢复健康。

◆ 解析

蒲老以调脾胃，清湿热，疏利三焦之法治疗急性无黄疸型肝炎，方中茵陈、猪苓、滑石、栀子、豆卷、通草、防己、泽泻、扁豆衣、海金沙清热利水，使湿热之邪从小便解，以大腹皮、厚朴、枳实行气除满，以郁金疏肝解郁，以茯苓、白术、薏苡仁、石斛、麦芽健脾益胃。药后病情好转，谷丙转氨酶渐复正常。后又以四君子汤加减和脾胃，调肝胆以巩固疗效。

【引自】高辉远. 蒲辅周医案. 北京：人民卫生出版社，2005.

◆ 读案心悟

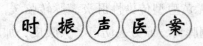

时振声医案

孙某,男,45岁。患急性无黄疸型肝炎已4个月,经用清热利湿之剂治疗,谷丙转氨酶由原来500U/L下降为260U/L,麝香草酚浊度试验由20U/L下降至12U/L,麝香草酚絮状试验由（＋＋＋＋）转（＋＋）,乙型肝炎表面抗原阳性。因听说养血药对麝浊不正常有效,乃自服乌鸡白凤丸、当归丸,1个月后麝香草酚浊度试验降为10U/L,麝香草酚絮状试验（＋）,但谷丙转氨酶反上升至500U/L以上,同时自觉乏力,肝区胀痛,腹胀脘闷,口苦口干,喜饮,舌质稍红,有瘀斑及齿痕,苔薄黄而腻,脉象弦细。此湿热未尽,服补药后,病邪留恋不解,现舌质稍红,口干口苦,喜饮;为略有阴虚之象,如果滋养肝阴则邪恋,若用苦寒清热又恐化燥伤阴,故予辛凉甘淡之剂,既可避免损耗肝阴,又能使湿热余邪得以清除;因有夹瘀,略佐活血通络。

【辨证】湿热未解,阴虚夹瘀。

【治法】清热祛湿,滋阴润燥,佐活血通络。

【处方】寒水石、生石膏、滑石各30g,杏仁、金银花、香附、焦山楂、焦神曲各9g,淡竹茹6g,通草3g,茜草、茯苓、旋覆花各12g。

服药半个月,谷丙转氨酶降至210U,麝香草酚浊度试验8U,诸症均减,继服1个月,肝功能全部正常,乙型肝炎表面抗原亦转为阴性。

◆ 解析

时老方中以寒水石、生石膏、金银花辛凉甘寒清热,以杏仁宣通气分,香附、茜草、旋覆花活血通络以疏通瘀滞,以焦山楂、焦神曲以健运中焦,以滑石、通草、茯苓淡渗利湿。诸药合用使湿热去,正气复,肝功能恢复正常,乙型肝炎表面抗原亦得以转阴而告病愈。

◆ 读案心悟

【引自】时振声.时门医述.北京:中国医药科技出版社,1994.

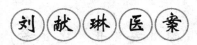 刘 献 琳 医 案

安某，男，36岁。1977年12月31日初诊。胃脘痛1个多月，右胁不适，时有胀痛，恶心食欲缺乏，疲倦乏力，大便略稀，日一行，舌质鲜红有齿印，苔薄白，脉弦细。查肝功能：谷丙转氨酶344U/L，硫酸锌浊度试验17U，麝香草酚絮状试验（＋＋＋＋），血清蛋白电泳白蛋白0.8，γ球蛋白0.28。诊断：急性无黄疸型肝炎。

【辨证】肝郁脾虚，阴津略伤。

【治法】疏肝健脾，养阴和胃。

【处方】黄芪30g，党参30g，白术12g，柴胡9g，香附9g，木香6g，沙参30g，麦冬12g，焦山楂、焦神曲、焦麦芽各27g，甘草6g。

每日1剂。另以五味子120g研细粉，每次3g，每日3次，温开水冲服。

1978年2月4日，因症状次第减轻，胃痛止，均守方继服。肝区又略感疼痛，乏力稍增，口干，舌转红嫩，有齿印，苔薄白，脉弦细。再以疏肝养阴，健脾和胃，以善其后。

【处方】柴胡9g，党参15g，沙参30g，麦冬12g，生地黄12g，川楝子12g，丹参15g，黄芪15g，佛手9g，焦山楂、焦神曲、焦麦芽各27g，甘草3g。

药后诸症皆平，胃纳增加，追访至今，未见复发。

◆ 解析

刘老辨为肝郁脾虚、阴津略伤证，方中以柴胡、香附、木香疏肝理气，以黄芪、党参、白术、焦山楂、焦神曲、焦麦芽、甘草健脾和胃，以沙参、麦冬滋养阴津。药后症状次第减轻，遂继以疏肝养阴、健脾和胃之方善后而终能获愈。

【引自】单书健，陈子华. 古今名医临证金鉴·黄疸胁痛臌胀卷(下). 北京：中国中医药出版社，2010.

◆ 读案心悟

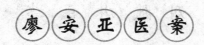

廖安亚医案

　　刘某，男，15岁。因倦怠乏力、纳少、恶心厌油7天而于1994年4月10日就诊。患者于7天前外出春游，淋雨后出现恶寒，回家后自服"感冒灵"3片，恶寒消失，继而感倦怠乏力，不思饮食、腹胀，伴恶心厌油及小便黄，再服"感冒灵"无效，继服"藿香正气丸"2包，腹胀、恶心较前好转，遂来我院就诊。查巩膜不黄，心肺（－），肝肋下1cm，摸可触及，有触痛，肝区叩击痛（＋），舌质淡，苔白微腻，脉缓，谷丙转氨酶150U/L。诊断为急性无黄疸型肝炎，给予芳香化浊法治疗。

　　【辨证】湿困脾胃，阻滞中焦。

　　【治法】宽中理气，清热利湿。

　　【处方】藿香10g，佩兰10g，陈皮15g，法半夏10g，腹皮10g，厚朴8g，干荷叶10g，连翘10g，白豆蔻10g，车前仁（布包）20g。每日1剂。

　　7剂后，临床症状消失，10天后复查肝功能正常。

◆解析

　　雷少逸《时病论》中芳香化浊法原为"治五月梅湿，并治秽浊之气"而设，廖老以之治疗本案急性无黄疸型肝炎，正切中病机。方中藿香、佩兰芳香以化浊，陈皮、法半夏温燥以化湿，腹皮、厚朴理气宽胸，畅中焦，荷叶升清使浊自降，白豆蔻行气化湿，车前子渗湿利水，使湿邪从小便而解。

　　【引自】廖安亚. 芳香化浊法治疗急性无黄疸型肝炎120例. 湖南中医杂志，1996，12（2）：28.

◆读案心悟

王涛医案

某男，13岁。2001年5月11日初诊。恶心、呕吐、腹痛4天，伴周身乏力、食欲不佳、厌油腻、面色萎黄、尿黄。肝功能检查：谷丙转氨酶233U/L，麝香草酚浊度试验9U。西医诊断：急性无黄疸型肝炎；中医诊断：黄疸之阴黄。

【辨证】寒湿困脾。

【治法】健脾和胃，温化寒湿。

【处方】茵陈30g，白术10g，制附子（先煎1小时）6g，茯苓10g，当归10g，半夏10g，枳壳10g，干姜10g，白芍10g，炙甘草10g。

服药5天症状减轻，服药15天后症状基本消失，食欲好，精神转佳。复查谷丙转氨酶90U/L，麝香草酚浊度试验7U。继服原方1周后症状消失，复查谷丙转氨酶、麝香草酚浊度试验均正常。

名医小传

王涛，男，副主任医师，毕业于济南大学医学院，先后在济南中医院等医院进修学习。中国中医肝病研究教授级专家、中华医学专家协会客座教授、中华传统医学会专家委员会常务委员、中华医学会肝病学会会员、王氏中医肝病研究所所长。曾先后被中华医学会授予"中华医学杰出人物"，荣获中国科学院颁发的"专家贡献奖"，应邀出席在北京举行的全国第四、五、六届肝病防治新进展研讨会讲座。

第二章 急性无黄疸型肝炎

◆ 解析

急性无黄疸型肝炎属中医学黄疸之阴黄。其发病原因，外因多由于感受外邪、饮食不洁所致，内因多与脾胃虚寒、正气不足有关。多发于春季气候潮湿，阴雨不断、湿邪偏重之时，加之不洁食物，导致脾胃亏损，内、外因

◆ 读案心悟

合而发此病。临床主要表现为脾失健运、寒湿阻滞症状，如恶心、呕吐、腹痛、食欲不佳等。以茵陈术附汤加味治疗，方中之时茵陈、附子并用以温化寒湿，白术、干姜、甘草健脾温中，酌加茯苓健脾，枳壳行气，半夏燥湿和胃增强除湿作用。全方共奏健脾和胃、温化寒湿之功。

【引自】王涛．茵陈术附汤加味治疗急性无黄疸型肝炎23例．江苏中医药，2003，24(2)：27.

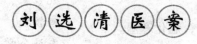

刘选清医案

周某，男，25岁。1971年7月2日初诊。胁痛纳呆5个月有余。5个月以来，经常两胁胀痛，尤以右侧较重，脘闷胀纳呆，进食后闷胀更甚，且厌油腻，恶心，腹胀便溏，四肢困乏无力，精神倦怠，小便基本正常。曾住院治疗月余，好转出院。但近因过食瓜果，致腹泻后复发，投用中西药物时好时犯。诊见神志清楚，自动体位，肝肋下3cm，触痛明显，质中等硬度；脾未触及。肝功能化验：黄疸指数30μmol/L；谷丙转氨酶280U/L。面色无华，形体瘦弱。舌质淡红，苔白略腻，脉象弦滑。

【辨证】肝郁不疏，湿困中焦。

【治法】疏肝解郁，健脾和胃。

【处方】柴胡9g，青皮9g，郁金12g，薄荷4.5g，白术6g，厚朴9g，陈皮9g，茯苓12g，丹参15g，甘草6g。水煎，分3次服。

7月5日二诊：胁肋胀痛及脘闷腹胀减轻，肢困体乏好转，余症同前。守原方再进3剂，用法同前。

7月8日三诊：胁肋胀痛，脘闷腹胀，便溏纳呆等进一步改善，精神转佳，肢困乏力好转，原方加白术6g，大枣3枚，砂仁6g，健脾开胃。5剂，用法同前。

7月13日四诊：胁肋胀及脘闷腹胀解除，便溏基本成形，纳食及肢困乏力明显好转，药既见效，仍守原法调整续治。

【处方】柴胡9g，白芍9g，郁金6g，薄荷4.5g，党参9g，白术9g，大枣3枚，茯苓12g，砂仁6g，炙甘草6g。5剂。水煎，分3次服。

7月18日五诊：纳食正常，大便成形，身困乏力基本恢复。复查肝功能：黄疸指数10μmol/L，谷丙转氨酶正常。面色红润，舌质淡红，苔薄白，脉象缓和。改投香砂六君子汤全方加郁金6g，白芍9g，柴胡6g，健补脾胃。连进20余剂，调理善后，获临床基本治愈。

◆ 解析

《金匮要略·脏腑经络先后病脉证并治》篇："见肝之病，知肝传脾，当先实脾。"本例胁痛，历时5个月不愈。查其所用药物，皆茵陈、栀子等苦寒药类，以清利肝胆湿热，唯治其肝，忽视健脾，致使肝郁不解，胁胀不除。肝病不愈，损及脾虚，无力运化，而湿困中焦，则脘闷腹胀，纳呆便溏。故治疗当疏肝解郁与健脾和胃同时并举，疏肝则木郁条达而肝脾调和，健脾则中土能运，湿无存留，而胃气强健。今首以柴胡、薄荷、丹参等疏肝解郁，白术、陈皮、茯苓、大枣、砂仁等健脾和胃，待肝郁疏理后，专以香砂六君子汤健脾强胃，兼以舒肝，以收"实脾，则肝自愈"之功。

【引自】刘选清．刘选清临证经验选．汉中：汉中地区卫生局印制，1983．

◆ 读案心悟

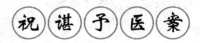

祝谌予医案

刘某，男，34岁。1992年10月30日初诊。患者素喜饮酒，经常在外就餐。1991年年初自觉乏力、厌油，大便不成形，肝区疼痛。在医院诊为乙型迁延性肝炎。症见口干口苦，乏力食欲缺乏，大便溏薄，肝区疼痛，下肢发沉，舌红暗，苔白，脉弦滑。

【辨证】肝郁气滞，湿热困脾。

【治法】疏肝解郁，燥湿健脾，理气止痛。

【处方】逍遥散加减：柴胡10g，薄荷（后下）10g，当归10g，土茯苓15g，白术10g，炙甘草6g，茵陈15g，紫苏梗10g，藿香梗10g，白芷10g，五味子10g，川楝子10g，泽兰10g。

每日1剂，水煎服。并嘱勿饮酒。

经服药28剂，体力增加，大便成形，肝痛明显减轻。仍口干、下肢酸沉，守方去紫苏梗、藿香梗、白芷，加苍术10g，炒神曲10g，板蓝根15g，重楼10g，续断15g，桑寄生20g，连服3个月余。

1993年3月29日随诊，查肝功能正常，诸症均愈。嘱守方再服28剂，以资巩固。

◆ 解析

本案因感染乙型肝炎病毒，复加嗜酒伤肝，湿热毒邪导致肝郁气滞，脾虚湿阻。治疗常以逍遥散加减疏肝解郁、健脾养血为主。凡转氨酶增高加连翘、板蓝根、五味子等清肝降酶；乙型肝炎病毒感染者加土茯苓、重楼（草河车）、贯众等清热解毒；口苦尿黄加茵陈、金钱草清利湿热；肝区疼痛加川楝子、泽兰活络止痛；大便溏薄加紫苏梗、藿香梗、白芷、生薏苡仁燥湿止泻；下肢无力加续断、桑寄生、枸杞子补肾壮腰，对消除症状，保肝降酶之效，屡试不爽。

【引自】董振华，等.祝谌予临证验案精选.北京：学苑出版社，2007.

◆ 读案心悟

第三章　慢性肝炎

慢性肝炎是指肝炎病程超过半年，如果症状、体征、肝功能异常均不严重，不足以诊断为慢性活动性肝炎者，即为慢性迁延性肝炎；如果体征、肝功能异常明显，如见肝脾大，轻度黄疸，可有蜘蛛痣、肝掌、肝病面容、血清转氨酶持续或反复升高等，则为慢性活动性肝炎。慢性迁延性肝炎一般呈良性，预后较好；慢性活动性肝炎预后较差，随着病情进展逐渐演变为肝硬化或肝衰竭。

慢性肝炎属中医学"胁痛""黄疸""湿阻""症瘕"等范畴。引起慢性肝炎的病因，中医学认为有内因与外因两个方面，外因为感受湿热疫毒之邪，内因为饮食不节，情志不舒，正气虚弱。慢性外邪与内因相结，可致湿、热、瘀、毒、痰等诸多病理产物，形成湿热、疫毒、气滞、血瘀、痰结、湿阻等病机，病邪胶着难解，渐致肝、脾、肾功能失调，出现肝、脾、肾的气血阴阳亏虚的转归。临床表现出湿热毒瘀互结、肝郁气滞、肝胆湿热、瘀血停着、肝阴不足、脾肾阴虚、气血两虚等证型，本病治疗以祛邪扶正为大法，治法有清热、祛湿、解毒、行气、活血、化痰及健脾、滋阴、温阳、益气、养血等。

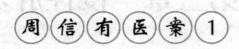

周信有医案 ①

侯某，男，43岁。患者于1956年3月间自觉右胁下疼痛，经东北某医院检查，诊为慢性肝炎疑似合并肝癌，患者又拒绝一切检查，要求中医治疗。症见形体消瘦，面色黧黑，两胁胀闷疼痛，右胁为甚，触之有症块（肝脾大，肋下4横指，质硬），脘腹满胀，纳食不佳，体倦神疲，舌质暗淡，脉沉弦。西医诊断：慢性肝炎；中医诊断：胁痛。

【辨证】肝郁日久，气血瘀滞。

【治法】调肝化症，补脾益气，攻补兼施。

【处方】柴胡9g，炒白芍、丹参各20g，郁金15g，香附、延胡索、党参、炒白术各9g，黄芪20g，三棱、莪术各9g，鳖甲20g，砂仁9g，炙甘草6g。水煎服。

服药10余剂，症状好转。后又在此基础上加减化裁，又连续服药10余剂，身体逐渐恢复，诸症亦随之消失，经检查肝大已缩至肋下2指，质较前变软，脾已摸不到，西医各项化验指标均正常。以后又服中药数十剂。2年后随访，情况良好。

◆ 解析

胁痛、胁下症积多见于慢性肝炎，肝硬化初期、肝脾大等。肝失疏泄条达，以致气滞血瘀，则见胁下症积（肝脾大），此为邪实，治宜攻补兼施之法。即如《黄帝内经》所云："因其重而减少""坚者削之""血实宜决之"。李中梓谓："积之成者，正积自消。"胁下症块，肝脾大，为血瘀而成积，必予疏肝理气、祛瘀消坚，乃治此病之重要原则。但在

◆ 读案心悟

祛瘀泻实的基础上，也要兼顾正气，辅以健脾益气，调养气血之品，也增强机体的抗邪能力，即所谓"扶正以祛邪"，也是中医治肝病必须从整体出发所应遵循的治疗原则。本案证属肝郁气血瘀滞，又兼气血亏损。治宜调肝化症，补脾益气，攻补兼施而瘀祛正复。

【引自】周信有. 周信有临床经验辑要. 北京：中国医药科技出版社，2004.

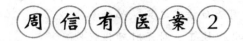

周信有医案 2

马某，男，45岁。1988年3月初诊。患者于20世纪70年代中期患甲型肝炎，曾住院治疗；1985年2月又感染乙型肝炎，经多方治疗，迁延不愈。来诊前经检查肝大2~3cm，质地中硬，实验室检查"大三阳"，肝功能异常，血浆蛋白异常，诊为慢性乙型肝炎活动期。初诊：右胁胀痛，胁下症积，有触痛，脘痞纳呆，泛恶，厌油，疲倦乏力，舌淡，苔白腻，脉弦细。

【辨证】肝郁气滞，脾肾两虚。

【治法】调肝化积，补益脾肾，兼顾清解祛邪。

【处方】疏肝消积丸：淫羊藿20g，仙茅15g，女贞子15g，五味子10g，黄芪20g，丹参30g，赤芍20g，茵陈20g，白花蛇舌草20g。

以上药味如法炮制，粉碎或研细末，过筛、混匀，炼蜜制成丸（9g）。每日早、中、晚各服1丸。并加服汤剂，每日1剂。

以此方为基础稍适加减。连续服丸药、汤药3个月，复查肝已回缩2cm，质地变软，肝功能和蛋白已正常，乙型肝炎三系统二阳全部转阴，自觉症状消失，体力恢复。随访两年半，身体健康，病情无反复。

◆ 解析

◆ 读案心悟

为了增强治疗效果，宜加服辅助汤剂，

基本方为：虎杖15g，茵陈20g，桑葚20g，黄芪20g，五味子10g，丹参30g。在此方基础上随症加减，一般有湿热活动或瘀胆现象者，方中茵陈每次用至40~60g，以利于清利湿热。再加赤芍、栀子是出于祛瘀利胆的目的。虚羸型者，偏于阳虚，酌加淫羊藿、仙茅、肉桂等以温补肾阳；偏于阴虚，酌加生地黄、枸杞子以滋补肾阴；对于虚瘀症积型，考虑"虚""瘀"交错的病理特点，每重用补益脾肾之品，如淫羊藿、仙茅、丹参、黄芪等，扶正以祛邪，同时重用活血祛瘀之品，如丹参、赤芍、莪术等，祛邪以扶正。对于肝硬化代偿失调所出现的腹水，在重用补益脾肾和活血化瘀之品的基础上，尚须酌加消胀利水之品，如大腹皮、茯苓皮、泽泻、白茅根等。

【引自】周信有.周信有临床经验辑要.北京：中国医药科技出版社，2004.

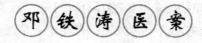

邓铁涛医案

卢某，男，20岁。1979年12月13日初诊。患者于1979年5月初突发恶寒发热，发热达39℃，并见头痛、全身不适，当地卫生院按"流感"治疗，3日后热退，唯觉易疲劳，胃纳不佳，失眠多梦，右胁部时觉隐痛。直至9月13日查体发现肝大肋下1.5cm，即到广州某医院检查。肝功能：丙氨酸氨基转移酶217U/L，其余项目正常，乙型肝炎表面抗原阳性，超声波示较密微小波，诊为"乙型肝炎"已7个月。一诊时除上述症状加重外，并见烦躁，右胁肋闷痛持续而明显，舌淡嫩，有齿印，苔厚浊，脉弦稍数、两寸稍弱。西医诊断：慢性乙型肝炎；中医诊断：胁痛。

【辨证】脾虚肝郁。

【治法】健脾疏肝。

【处方】①太子参18g、茯苓15g、白术12g、川草薢10g、麦芽30g、大枣4枚、甘草5g、黄皮树叶12g。②柴胡10g、枳壳6g、白芍15g、太子参24g、茯苓、白术各15g、黄皮树寄生30g、甘草5g。

嘱两方药交替服用，每方药连服3日后即转用另方药。

治疗过程中曾根据病情需要，适当选加怀山药以健脾，郁金以疏肝，玄参、石斛、沙参、天花粉、墨旱莲、楮实子以养护肝阴。连续服药至1980年7月3日，上述症状基本消失，精神、胃纳均佳，再到该医院复查，肝功能正常，乙型肝炎表面抗原（±），超声波示肝区稀疏微波，未见明显炎症波形。至此病已基本痊愈，唯肝区时有不适、难入睡易醒等肝炎后综合征，乃嘱服健脾之剂以善其后。

名医小传

邓铁涛，广东省开平市人，著名中医师。1916年10月出身于一个中医家庭。广州中医药大学终身教授，中医内科学专业博士研究生导师。致力于中医教育事业，培养了一大批中医人才。其论著深受国内外学者重视。主编《中医学新编》《中医大辞典》《实用中医内科学》《中医诊断学》《实用中医诊断学》等。1990年通过国家科委科技进步二等奖。

第三章 慢性肝炎

◆ 解析

慢性肝炎患者，大多表现为倦怠乏力、食欲缺乏、身肢困重、恶心呕吐、腹胀便溏等一系列脾虚不运之证，以及胁痛不适、头目眩晕等肝郁症状。若患者湿热邪气外袭内蕴于脾胃与肝胆，则发为急性肝炎，若患者脾气本虚，或邪郁日久伤脾气，或肝郁日久横逆乘脾，或于治疗急性肝炎的过程中寒凉清利太过伤及中阳，均可导致脾气虚亏，而转变为慢性肝炎。

◆ 读案心悟

根据中医学理论，邓老认为本病病位在肝脾两脏，而脾虚是本病的主要矛盾，故应以健脾补气、扶土抑木为治疗慢性肝炎总则。临证常选用自拟慢肝六味饮治疗，方取四君子汤补气健脾阳；黄皮树寄生疏肝解毒，行气化浊；川草薢去除困郁脾土之湿浊。本方治疗单纯脾气虚型的慢性肝炎颇有疗效。

【引自】邓铁涛. 邓铁涛临床经验辑要. 北京：中国医药科技出版社，1998.

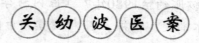

关幼波医案

曾某，男，36岁。1971年10月6日初诊。1967年12月发现急性病毒性黄疸型肝炎，肝功能持续异常4个月，曾服中药，自觉腹胀，胁痛，乏力，食欲缺乏，小便浑浊，大便溏，腰酸，足跟痛。检查肝脾未触及。4年来肝功能反复异常。1971年10月5日肝功能化验：丙氨酸氨基转移酶658U/L，麝香草酚浊度试验10U，麝香草酚絮状试验（＋）。曾在医院门诊服用肝炎片，肝功能稍有好转。1972年1月4日，丙氨酸氨基转移酶455U/L，麝香草酚浊度试验15U，肝区痛，足跟痛仍在，进食好转，大便不畅，胸闷，小便黄，苔白腻，脉沉弦。西医诊断：慢性肝炎；中医诊断：胁痛。

【辨证】脾肾两虚，湿热未清。

【治法】健脾补肾，清利湿热。

【处方】生黄芪15g，青黛10g，白头翁、秦皮各15g，生甘草10g，五味子12g，藿香、佩兰各10g，焦白术12g，白芍、泽兰各15g，酒龙胆10g，川续断、淫羊藿各15g，水煎服。

另外，中午服河车大造丸1丸。白矾10g，装0号胶囊，每次1粒，每日3次。

上方服药50剂，自觉腹部胀气，胃纳不佳，嗳气，胁痛，足跟痛仍在，尿深黄，脉沉细，苔白，加用疏肝和胃之品。

【处方】旋覆花（包）、赭石各10g，焦山楂、焦神曲、焦麦芽各30g，生黄芪15g，青黛10g，五味子12g，藿香、佩兰、生甘草各10g，白芍、泽兰各15g，焦白术12g，川续断15g，酒龙胆10g，淫羊藿15g。水煎服。

中午服河车大造丸1丸，白矾胶囊1粒，每日3次。

服上药后，自述足跟痛减轻，大便稀黏不畅，日解1次，纳食尚可，肝功能复查：丙氨酸氨基转移酶600U/L，麝香草酚浊度试验12U，胆固醇6.734μmol/L，麝香草酚絮状试验（-）。

【处方】生黄芪、茵陈、白头翁、秦皮各15g，青黛10g，五味子12g，藿香、佩兰、酒龙胆10g，白芍、泽兰各15g，焦白术12g，川续断15g，水煎服。

继服河车大造丸及白矾胶囊。服上药后，体重增加，乏力明显，大便稀，足跟痛仍在，饥饿时肢颤心慌，出汗，舌苔薄白，脉沉。肝功能复查：丙氨酸氨基转移酶455U/L，麝香草酚浊度试验15U，胆固醇5.59μmol/L。

【处方】生黄芪15g，仙茅、淫羊藿各12g，白芍15g，当归12g，香附10g，黄精、何首乌各12g，马尾连6g，远志12g，小蓟15g，金钱草30g。水煎服。

继服上方，自觉症状减轻，仍感足跟痛。复查肝功能：丙氨酸氨基转移酶正常，麝香草酚浊度试验7U，胆固醇6.89μmol/L。继服上方，症状基本消失，至10月13日2次复查肝功能均属正常。服用健脾疏肝丸、滋补肝肾丸巩固疗效，恢复轻体力工作，门诊观察至1974年8月肝功能均属正常。

◆ 解析

◆ 读案心悟

患者病程已4年余，症见腹胀、胁痛、便溏、小便浑浊等，说明湿热仍稽留于中、下二焦。患者正虚而湿热未清，开始治疗时扶正与祛邪并用，因其湿热残留中下焦，所以用藿香、佩兰芳香化浊开中焦；白头翁、秦皮清利湿热；酒龙胆清肝胆。治疗月余后，中下焦症状已减，又见有腹胀、胁痛、嗳气、胃纳不佳等中上焦湿热残留和肝胃不和证候，遂去秦皮、白头翁加用旋覆花、赭石、焦山楂、焦神曲、焦麦芽等调理肝胃和消导之剂。复诊中上焦湿热渐减，又出现大便黏腻不畅等偏于中下焦的证候，又加用秦皮、白头翁，说明慢性肝炎各类证候的互相交错和前后交替的特点，正虚又有湿热残留的双重矛盾。所以在治疗时，不能单纯扶正而应配合清解祛湿之剂，扶正与祛邪兼施。后期患者体重增加，但是明显疲劳，大便稀，比较突出的症状是足跟痛始终存在，属于脾肾阳虚之证，但是开始由于湿热残存，难以温补，待湿热已清时，故用生黄芪、白芍、当归、何首乌益气养血，淫羊藿、仙茅、黄精温补脾肾；佐以香附、远志疏肝交通心肾；马尾连、小蓟、金钱草清解余毒，继以丸药而收功。

【引自】贺兴东，等. 当代名老中医典型医案集·内科分册. 北京：人民卫生出版社，2014.

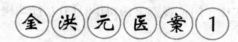

徐某，女，47岁。2006年2月12日初诊。乏力浮肿伴右胁痛反复发作1年。患者1年前无诱因出现乏力，肿胀，右胁隐痛，查乙肝示"大三阳"，予门诊治疗，症状反复出现，劳累后或剧烈运动后症状加重。现浮肿，右胁痛，乏力，纳少，恶心，小便黄有异味，大便正常，饮食调，舌红苔白腻，脉弦。查：乙肝大三阳，HBV-DNA（＋），谷草转氨酶62U/L，谷丙转氨酶202U/L，白球比倒置。诊断：胁痛（慢性乙型肝炎）。

【辨证】肝郁脾虚，湿热内蕴。

【治法】疏肝运脾，清化湿热。

【处方】茵陈9g，丹参12g，一枝蒿9g，泽泻12g，茯苓12g，西红花0.5g，鸡内金9g，生黄芪12g，川厚朴9g，鱼腥草12g，牡蛎15g，车前草12g。

复诊：服药30剂。腹胀胁痛明显减轻，守前方。

【处方】柴胡9g，郁金9g，赤芍、白芍各12g，党参12g，白花蛇舌草15g，茵陈9g，丹参2g，一枝蒿9g，泽泻12g，茯苓12g，西红花0.5g，生黄芪12g，垂盆草12g，太子参12g，全瓜蒌12g。

◆ 解析

金老认为，乙型肝炎多为湿热中阻、肝郁脾虚、气滞血瘀型。对于此病治疗，贵在坚持，从而减轻肝病发展，并注重精神饮食调理，才能稳定病情。本案肝郁脾虚，运化失职，则纳少。方中茵陈、一枝蒿、红花、丹参清化湿热，活血通络。鸡内金、牡蛎软坚散结。黄芪、川厚朴、茯苓、鸡内金益气护脾。一枝蒿系维吾尔药，有抗病毒之效，方中配用之有效。

◆ 读案心悟

【引自】马丽.金洪元内科临床经验集.北京：人民卫生出版社，2014.

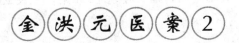

金 洪 元 医 案 ②

许某，女，37岁。2006年6月1日初诊。右胁痛时作2年，腹胀1个月。乙肝病毒感染10年，未经系统治疗。近2年感右胁时痛，疲乏口干时苦，曾就诊本院。查B超示肝硬化，胆囊炎，脾大。血常规：三系降低，提示脾功能亢进。近1个月自诉右胁时痛，腹胀疲乏，口干时苦。查B超示：肝硬化，胆囊炎，脾大，甲肝检查阴性，腹胀逐渐加重，为求系统中医治疗，遂来求诊。B超示肝硬化，脾大，门静脉内径11mm，慢性胆囊炎。HBV-DNA（＋）。血常规：白细胞计数2.67×10^9/L，红细胞计数3.5×10^{12}/L，血小板计数6.2×10^9/L，肝功能：谷丙转氨酶42U/L，谷草转氨酶53U/L。舌体暗淡，舌苔薄，脉弱。诊断：肝积、胁痛（乙型肝炎，肝硬化）。

【辨证】阴伤瘀阻，热毒未清。

【治法】滋养肝肾，解毒化瘀，运脾软坚。

【处方】柴胡9g，郁金9g，赤芍、白芍各12g，党参12g，白花蛇舌草15g，北沙参12g，茵陈10g，鸡内金9g，生牡蛎15g，生麦芽12g，香附9g，黄精12g，厚朴9g，一枝蒿9g，垂盆草12g。水煎服，每日1剂。

复诊：服药7剂，HBV-DNA（－），症状减轻，肝功能好转，病情轻，证治对路，阴伤渐复但毒热未清。加减续服。

◆ 解析

◆ 读案心悟

金老认为本病日久毒蕴，血瘀气滞，耗血伤肝，瘀阻成积，治当清热解毒，疏肝运脾，软坚化积，遂获良效。一枝蒿系维吾尔药，本案以柴胡、郁金、生麦芽、香附、川厚朴之品疏肝达郁。又以沙参、黄精、党参扶脾布津，防肝病及脾，配以白花蛇舌草、一枝蒿、垂盆草解毒，再以牡蛎、鸡内金软坚散结。

【引自】马丽.金洪元内科临床经验集.北京：人民卫生出版社，2014.

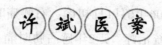

许 斌 医 案

杨某，男，27岁。主诉：乏力、食欲缺乏，伴胸胁胀痛不适3年余。患者3年前自觉乏力，食欲缺乏，时有胸胁胀痛不适，县防疫站普查时发现肝功能异常，随后复诊。结果：谷丙转氨酶68U/L，HBsAg（＋）、HBeAg（＋）、抗-HBc（＋）。经多方治疗无效。近日病情加重，症见头昏，乏力困倦，食欲缺乏，口苦，胸胁胀痛不适，舌质紫暗，苔黄腻，脉弦细。复查肝功能：麝香草酚浊度试验8U，碘试验（＋），谷丙转氨酶87U/L；酶联检查：HBsAg

（＋），HBeAg（＋），抗-HBc（＋）；B超提示肝实质回声光点密粗。西医诊断：慢性乙型病毒性肝炎；中医诊断：胁痛。

【辨证】气虚，热毒内伏。

【治法】益气，活血，清热解毒。

【处方】益气解毒汤加减：板蓝根、山豆根、五味子、黄芩、黄连、猪苓、甘草、白术、茯苓、柴胡各15g，党参30g，丹参、黄芪各45g。

每日1剂，水煎，早、晚分服。半年为1个疗程，禁饮酒。

患者治疗1个疗程后，临床症状消失，肝功能恢复正常，B超提示肝、脾无异常。酶联检查HBsAg、HBeAg、抗-HBc均转阴，抗-HBs、抗-HBe出现阳性。继续用上方加减治疗2个月，以巩固疗效。1年后复查，唯抗-HBs（＋），其余检查均无异常而病愈。

◆ 解析

药理研究证实，补气类药物黄芪、党参等能防止肝糖原减少，促进组织细胞对乙型肝炎病毒诱生干扰素，抑制病毒复制；白术、茯苓等能增加清蛋白；柴胡、甘草、五味子、女贞子等能抑制肝损害，改善肝功能；丹参、三七等活血化瘀类药物能改善肝组织供血，对损伤的肝细胞有修复作用；板蓝根、山豆根、黄芩、黄连等清热解毒类药物，除具有直接抗病毒作用外，也有调节免疫及保肝作用。将有效药物共拟于一方，提高机体免疫功能，抑制病毒复制，借以清除乙型肝炎病毒而达到治疗乙型肝炎病的目的。

◆ 读案心悟

【引自】许斌. 益气解毒汤治疗乙型肝炎48例. 陕西中医，2003，24(1)：57.

符建新医案

侯某，女，35岁。患者于2个月前患"急性重症乙型肝炎"，在市医院住院1个月余。出院后半个月，诸症仍作，故就诊。症见身目发黄，尿黄，脘腹胀满，便溏纳呆，恶心欲吐，倦怠神疲，面浮身肿，肝区胀痛，精神忧郁，舌暗红苔腻微黄，脉弦细滑。查肝功能：谷丙转氨酶870U/L，谷草转氨酶653U/L，总胆红素89μmol/L，直接胆红素25.6μmol/L，间接胆红素53.4μmol/L，总蛋白60g/L，白蛋白25g/L，球蛋白35g/L，HBsAg（＋），HBeAg（＋），抗-HBc（＋）。中医诊断：乙型肝炎。

【辨证】 脾虚肝郁，湿热未尽。

【治法】 益气疏肝，健脾化湿，清热解毒。

名医小传

符建新，男，中医内科、肝病科、副主任中医师，从事中医临床工作30余年，多次深造于浙江中医药大学，擅长中医内科疑难杂病的治疗。主张辨证与辨病相结合，对治疗肝胆脾胃病、肾病综合征有丰富的临床经验，尤其擅长对急慢性肝炎、肝硬化腹水、血吸虫肝病、脂肪肝、酒精肝、肝癌的治疗，自拟舒肝健脾排毒汤、瘀胆汤、软肝散等系列方剂，疗效显著。

【处方】 黄芪20g，金雀根20g，赤丹参20g，草河车10g，柴胡10g，郁金10g，白芍15g，白术15g，虎杖30g，蒲公英15g，甘草6g。

每日1剂，水煎3次，分4次服。复诊时，身目发黄，尿黄，肝区疼痛大减，食量增加，精神转佳，大便正常，舌红苔薄腻，脉弦细。继用前方加减服药2个月余，身目无黄，尿渐转清，肝区疼痛消失，面色红润，精神爽朗，食欲大增，二便正常，舌红苔薄，脉略弦。查肝功能：谷丙转氨酶18U/L，谷草转氨酶20U/L，总胆红素17.1μmol/L，直接胆红素4.8μmol/L，间接胆红素12.3μmol/L，总蛋白65g/L，白蛋白35g/L，球蛋白30g/L，乙肝三系：HBsAg（－），HBeAg（－），抗-HBe（＋），抗-HBc（＋），随访5年，无明显不适，能参加体力劳动，每年查肝功能2次均正常。

◆ 解析

◆ 读案心悟

方中黄芪、金雀根、丹参补气活血，能明显提高机体免疫力，对保护肝细胞、恢复肝功能有较好的作用；柴胡、郁金行气疏肝，解郁利胆；白芍养肝柔肝，刚柔相济；白术补脾益气，燥湿利水；虎杖、草河车、蒲公英清热解毒，消炎；甘草调和诸药。诸药协同作用，以奏益气疏肝、活血行气、清热解毒之功。

【引自】符建新.益气疏肝排毒汤治疗慢性乙型肝炎192例.实用中医内科杂志，2003，17(5)：412.

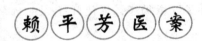

赖平芳医案

张某，男，42岁。自诉肝区不适，乏力食欲缺乏。有"乙肝"病史10年。刻诊见患者面色晦暗，巩膜轻度黄染，舌质淡、边有瘀点、苔白腻，脉沉弱。检查肝功能：谷丙转氨酶为96U/L，谷草转氨酶72U/L，总胆红素58μmol/L，直胆红素28μmol/L，乙型肝炎标记物为"小三阳"。检测肝纤维化指标结果：HA 268ng/mL，CG 2.02ng/mL，LN178ng/mL，N.C84ng/mL。诊断：乙型肝炎，肝纤维化。

【辨证】脾虚肝郁，气滞血瘀。

【治法】活血化瘀，护肝行气。

【处方】黄芪30g，白术15g，茯苓15g，鳖甲20g，丹参20g，白芍15g，赤芍20g，当归12g，重楼15g，柴胡10g。

每日1剂，水煎，早、晚分服，2个月为1个疗程，并根据临床症状，随症加减。治疗2个疗程后，临床症状有明显好转，面色红润，乏力、食欲缺乏症状消失、舌质红、苔薄白，脉有力。再次检查肝功能已恢复正常，肝纤维化各项指标比治疗明显降低（HA 128.3ng/mL，CG 1.89ng/mL、

LN 128ng/mL，N.C 78ng/mL）。随访半年，病情稳定。

◆解析

本方采用丹参、当归、赤芍活血化瘀，使瘀血去，新血生，促进肝功能恢复；黄芪、白术、茯苓健脾益气；柴胡、白芍疏肝柔肝；茵陈、薏苡仁利湿退黄；重楼清热解毒，且能防止癌变；鳖甲软坚散结，抑制肝纤维组织增生。全方共奏健脾疏肝，活血散结之功。采用中医辨证和中药活血化瘀、行气护肝的基本方法是治疗肝炎肝纤维化的有效手段。其治疗机制可能有两个方面：一是调节了机体的免疫功能，增强了抗肝纤维化的能力；二是通过活血化瘀，行气护肝，改善了肝微循环，促使肝纤维组织软化。

◆读案心悟

【引自】赖平芳. 护肝抗纤汤治疗慢性肝炎肝纤维化30例. 陕西中医学院学报，2004，27(2)：23.

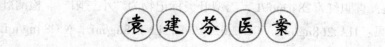

袁 建 芬 医 案

患者，男，25岁。20岁时体检发现HbsAg、HbeAg、HBcAb阳性，每年复查肝功能正常，自觉精神欠佳、疲乏，偶有肝区隐痛，服用护肝片多年无明显效果，舌淡红、苔薄白，脉细弱。查肝功能正常：HBsAg（＋），HBeAg（＋），HBcAb（＋），HBV-DNA大于＞10^7copies/mL，肝胆脾B超未见异常。

【辨证】邪毒犯肝。

【治法】扶正培本，清热解毒，活血化瘀。

【处方】白花蛇舌草、重楼、生黄芪、虎杖、薏苡仁、丹参各30g，当归、枸杞子、白术、桃仁、郁金各12g，柴胡9g。

每日1剂，水煎，每日2次，30日为1个疗程。服扶正清肝汤2个月，自觉症状消失，脉象缓有力。服用半年后HBV-DNA＜10³copies/mL，继服中药半年，查HBsAg（＋），HBeAb（＋），HBcAb（＋）。HBV-DNA＜10³copies/mL，随访半年一直稳定。

◆ 解析

《金匮要略·脏腑经络先后病篇》中说："夫治未病者，见肝之病，知肝传脾，当先实脾，四季脾旺不受邪，即勿补之。"因此用黄芪、薏苡仁、白术健脾益气，重楼、白花蛇舌草、虎杖清热解毒利湿，当归、枸杞子补血滋养肝肾，丹参、桃仁凉血活血、清解血分热毒，柴胡、郁金疏肝、调理气血。西医认为，HBV感染主要通过免疫机制而引致肝损害。而药理研究证明：黄芪、薏苡仁、白术能参与免疫调控，增强特异性免疫反应，提高T细胞功能，增强机体免疫力；重楼、白花蛇舌草、虎杖能增强巨噬细胞功能，抑制病毒；当归、丹参、桃仁活血改善肝脏微循环。

◆ 读案心悟

【引自】袁建芬. 扶正清肝汤治疗慢性HBV感染者50例. 现代中西医结合杂志，2004，13(7)：922.

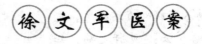

徐文军医案

季某，男，33岁。患者慢性乙型肝炎病史2年，肝酶反复中度升高，右胁胀痛间作、脘闷纳呆、口干口苦、尿黄、大便黏滞秽臭、肢体困重、倦怠乏力，舌质红、苔黄腻，脉弦数或滑数。从未系统正规治疗，近1个月来，症状加重。查体：肝肋下2cm，质地中等，有压痛，肝区叩击痛阳性。查肝功能：谷丙转氨酶232U/L，谷草转氨酶156U/L，谷氨酰转移酶85U/L，乙肝两对半HBsAg、HBeAg、HBcAb阳性，HBV-DNA阳性。诊断：慢性乙型肝炎。

【辨证】久病不愈，肝胆失于疏泄。

【治法】清热解毒，疏肝实脾。

【处方】虎杖15g，板蓝根15g，蒲公英15g，栀子10g，青皮、陈皮各10g，茯苓20g，炒白术15g，枳壳10g，黄芪30g，甘草10g。

每日1剂，水煎，早、晚分2次服。4周为1个疗程。基本方治疗15剂后，右胁胀痛明显缓解，肝大回缩，已无明显压痛及叩击痛，食欲好转，二便正常，上方加丹参10g，续服15日后，复查肝功能各项指标全部恢复正常，HBV-DNA及乙肝两对半HBsAg、HBeAg、HBcAb仍呈阳性。为巩固治疗，守方再进3个月，临床症状完全消失，复查肝功能正常。

◆ 解析

慢性乙型肝炎乃患者受邪日久迁延而致，为正邪相峙状态，治疗上除祛邪外，应当兼顾扶正。具体而言，湿热疫毒蛰伏肝胆之内，自当以清热解毒之品虎杖、板蓝根、蒲公英、栀子等直捣伏邪；但邪伏肝胆，必致气机不利，故疏肝理气、调畅气机不可不用，青皮、陈皮、枳壳等品正为此意。肝胆气机调达，则有利于祛邪外出，恢复肝细胞功能，同时青皮、陈皮、枳壳又能引诸药入肝经而直达病所，更增加疗效。《金匮要略》云："见肝之病，知肝传脾，当先实脾。"肝病最易犯脾，临床中也常见慢性乙型肝炎迁延日久而出现乏力、倦怠、脘闷纳呆、腹胀等中土失健、肝木克土等

◆ 读案心悟

症状，因而以茯苓、炒白术、黄芪等实脾培中，健运中土之品，实乃"未病先治"之意。临床观察发现应用清热解毒合疏肝实脾法组方治疗的效果明显好于单纯清热解毒攻邪法。临床亦可见到应用茯苓、白术、黄芪、人参等健脾药使HBsAg，HBeAg及HBV-DNA定量下降或转阴者，可见疏肝实脾法在慢性乙型肝炎的治疗中有着重要的意义。

【引自】涂文军．清热解毒合疏肝实脾法治疗慢性乙型肝炎168例．中国民间疗法，2004，12(7)：55.

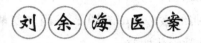

刘余海医案

王某，男，36岁。以肝炎待查收住入院。患者5日来自感身困乏力，刷牙时恶心欲吐，接待宴请时尤甚，食欲缺乏，厌油腻，右胁疼痛，上腹胀满不适。查体：面色晦暗，舌红苔厚腻，肝区压痛叩击痛，肝肋下约2cm，轻度触痛，脉弦细。肝功能检查：总胆红素21μmol/L，直接胆红素7.18μmol/L，谷丙转氨酶386U/L，碱性磷酸酶365U/L，白蛋白42g/L，球蛋白30g/L。乙肝系列测定：表面抗原（＋），表面抗体（－），e抗原（＋），e抗体（－），核心抗体（＋）。肝B超：肝左叶长56mm，厚70mm，肝右叶斜径166mm，厚径134mm，门静脉内径11mm，脾厚32mm，B超提示肝大。西医诊断：急性乙型

名医小传

刘余海，男，主任医师，教授，医学博士，大外科副主任、普外科主任、肝胆外科主任，硕士生导师。他是江阴市中医科（普外科及肝胆外科）带头人，江阴市医学拔尖人才。长期从事肝胆胰脾外科临床与科研工作，积累了丰富经验。发表专业论文30余篇（其中中华系列杂志10篇），获国家级科技进步奖3项。

肝炎；中医诊断：胁痛。

【辨证】脾失健运。

【治法】健脾和胃，清热利湿。

【处方】豆根紫草散加味。山豆根、白花蛇舌草、灵芝、板蓝根各350g，紫草、赤芍、虎杖、厚朴、神曲各300g，丹参600g，白茅根320g，五味子400g，黄芪450g，黄芩、柴胡、郁金各280g。

上药研成粉末细分30袋，每日1袋，用纱布放松包裹，水煎2次，每次煮沸20分钟，取汁共400mL，早、晚2次分服，儿童可按体重酌减。

药用及服法如前所述，西药基础治疗，用10%葡萄糖溶液250mL加强力宁80mL静脉滴注，每日1次，2周为1个疗程。

二诊：面色较润泽，恶心消失，右胁疼痛明显减轻，肝区压痛叩击痛不明显，肝肋沿下可触及稍有压痛，舌红苔腻，脉弦细。肝功能检查：总胆红素18μmol/L，直接胆红素6.13μmol/L，谷丙转氨酶64U/L，碱性磷酸酶126U/L。医嘱中药、静脉给药如前。

三诊：食纳剧增，消化良好，右胁疼痛消失，肝肋下可触及不压痛，舌苔薄白，脉细有力。肝功能检查：总胆红素16.1μmol/L，直接胆红素5.62μmol/L，谷丙转氨酶28U/L，碱性磷酸酶32U/L。乙肝系列测定：表面抗原（＋）、表面抗体（－）、e抗原（－）、e抗体（＋）、核心抗体（＋）。肝脏B超：肝左叶长48mm，厚56mm，肝右叶斜径146mm，厚径108mm，门静脉内径12mm，脾厚32mm。超声报告：肝形态规整，肝包膜光滑，肝内光点稍增多。患者住院29日，临床痊愈出院，出院时带豆根紫草散加味2个月以善其后。

◆解析

方用虎杖、山豆根、白花蛇舌草、黄芩、板蓝根以清解疫毒；丹参、赤芍、郁金、紫草活血化瘀，通利经脉，恢复肝的正常功能；柴

◆读案心悟

胡疏肝解郁；神曲、厚朴，以健脾和胃，消胀除满，增进食欲；增加营养，使新陈代谢旺盛，脾胃司职。疫毒侵袭，邪盛正虚，灵芝、黄芪、五味子扶正固本，加强机体活力，对抗病势发展，改善病理现象，增强免疫力；肝失疏泄，水湿内生，白茅根淡渗利湿，以退湿毒，上方合用能抑制乙型肝炎病毒复制，疏通肝内毛细血管，排泄体内毒素，促进肝细胞再生，快速改善肝功能及消化道症状，显著提高机体免疫力。

【引自】刘余海，等.豆根紫草散加味治疗急性乙型肝炎46例.陕西中医，2003，24(7)：596.

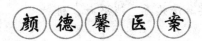

李某，男，40岁。1989年8月6日初诊。肝功能检查发现谷丙转氨酶382U/L，麝香草酚浊度试验16U，HBsAg（＋）。颜面红斑累累，神萎，头晕，口苦，右胁隐痛不已，溲赤便秘，舌青紫、苔黄腻，左脉弦数、右脉滑数。

【辨证】肝强脾弱，湿热瘀滞。

【治法】清热解毒，化湿祛痰。

【处方】犀泽汤：泽兰15g，败酱草15g，土茯苓30g，广犀角粉（吞）（代）3g，平地木30g，猪苓15g，赤茯苓15g，大金钱草30g，郁金6g，川楝子9g，桃仁12g，苍术9g，大腹皮12g，赤芍9g。每日1剂，水煎服。

因为患者热毒较甚，故另制白花蛇舌草、龙葵、蜀羊泉、半枝莲、重楼等清热解毒药物复方，与上方交替服用。2个月后复查肝功能：谷丙转氨酶40U/L，麝香草酚浊度试验6U，HBsAg（－），临床症状基本消失，嘱继续服药1个月，以后多次复查肝功能正常，随访多年，疗效巩固。

◆ 解析

◆ 读案心悟

　　嗜食肥甘、烟酒或素体木火有余的肝病患者，临床常见面色晦黄，巩膜浑浊，神萎乏力，烦躁易怒，口苦而黏，脘腹胀满，不思饮食，嗳气泛恶，胁肋疼痛，小溲黄赤。舌红而有紫斑，苔黄白而腻，脉弦数或濡数。颜老认为上述表现既有湿热交结肝脾之征，复有瘀血内滞脉络之象。其病理变化有：肝气横逆，克伐脾胃，湿从内生是其肝气郁结，日久化火，热毒内蕴。犀泽汤中以广犀角、泽兰入血以清热解毒，活血化瘀；土茯苓、大金钱草、平地木以疏肝清热，利尿化湿；败酱草凉血活血。诸药配伍，共奏清热毒、消瘀血、利湿浊之功。

　　【引自】颜新. 颜德馨治疗肝病经验方二则. 江苏中医，1998，19(10)：12－13.

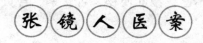

张 镜 人 医 案

　　李某，女性，41岁。慢性肝炎病史6年，右胁常感隐痛，纳呆、食后腹胀，面色萎黄，头昏泛恶，下肢酸软乏力，大便溏薄。肝功能检查：血清内氨酸氨基转移酶90U/L。脉细弦，舌苔黄腻。

　　【辨证】肝失疏泄，脾失健运。

　　【治法】调肝理气，健脾化湿。

　　【处方】参苓白术散加柴胡6g，炒枳壳6g，杭白菊10g，炙延胡索10g，白花蛇舌草30g。每日1剂，水煎服。

　　进服前方2周，泛恶已减，肝区疼痛及食后腹胀亦缓，肝功能复查稍有好转，上方增以田基黄15g，川楝子10g，服药1个月余，头昏泛恶已平，胁痛及食后腹胀均减，胃纳转佳，下肢稍有力，便转成形。肝功能复查：各项指标均降至正常。脉细弦，舌苔黄腻渐化。患者家住农村，路途遥远，嘱守方连服以固疗效，半年后门诊复查，症情稳定，肝功能正常。

◆解析

慢性肝炎，肝功能时有反复者，症情亦多缠绵难愈。临诊除治肝之外，还须实脾。《金匮要略》中明确指出："见肝之病，知肝传脾，当先实脾。"方以参苓白术散为基础，肝气阻滞，选加柴胡、杭白菊、枳壳、郁金、延胡索、川楝子；肝经热郁，选加连翘、田基黄、鸡骨草、黄芩、白花蛇舌草；肝血虚选加当归、丹参、枸杞子、制何首乌、墨旱莲。斟配运用，法无余蕴。

【引自】张亚声，陈怀红，周萍. 张镜人用参苓白术散的独到经验. 上海中医药杂志，2000（11）：10－11.

◆读案心悟

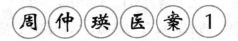

周仲瑛医案①

封某，男，34岁。2004年8月2日初诊。1年前因尿黄诊为慢性乙型肝炎，肝功能异常，经中西药物反复治疗病情不稳定。刻诊：面色稍黑，目黄，皮肤时痒，面部易生痤疮，两胁常痛，尿黄，口干苦，时有齿衄，舌苔中后部薄黄腻、质偏红，脉濡滑。查肝功能：总胆红素29.38μmol/L，谷草转氨酶113U/L，谷丙转氨酶127U/L，谷氨酰转移酶135U/L，总胆汁酸629μmol/L。B超示肝区光点回声粗，结节性肝硬化，胆壁毛糙。

【辨证】湿热瘀毒久郁，肝脾两伤。

【治法】治予"清化"为主。

【处方】熟大黄5g，茵陈20g，黑山栀10g，炒苍术10g，黄檗10g，叶下珠20g，垂盆草30g，苦参10g，鸡骨草20g，蒲公英20g，酢浆草15g，老鹳草15g，广郁金10g，白茅根15g，藿香10g，车前草12g，赤芍10g。14剂，水煎服，每日1剂。

二诊：自觉皮肤痒减，头额部仍有痒疹，尿多，黄色转淡，肝区隐痛，苔薄黄腻质暗红，脉弦。复查肝功能：谷丙转氨酶87U/L，谷草转氨酶76U/L，谷氨酰转移酶76U/L，余项均正常，HBV-DNA3×10⁴copyies/mL，药用：原方加白鲜皮15g，田基黄20g，21剂。

三诊：两侧胸胁胀痛，剑突下及脐上亦时有疼痛，面多痤疮，目红稍胀，口干苦，大便干，尿黄不重，苔中后稍黄、质偏红有裂，脉弦。复查B超：肝区光点较密，胆囊大，壁毛糙。

【处方】原方加柴胡5g，苦参9g，龙胆5g，白鲜皮15g，地肤子15g，制香附10g。21剂。

四诊：胁肋剑突下疼痛间作，肤痒不显，小便时黄，肠鸣，大便有时偏烂，齿衄间作，苔薄黄腻、质稍红，脉弦滑。复查肝功能：谷草转氨酶52U/L，谷氨酰转移酶77U/L，余项正常，病情明显好转。

【处方】原方加柴胡4g，地肤子15g，首乌藤20g，田基黄15g，地锦草20g，龙胆5g，制香附10g。28剂。

五诊：复查肝功能，谷丙转氨酶50U/L，谷草转氨酶47U/L，谷氨酰转移酶72U/L，余项正常。乙肝两对半1、5项阳性。恶心，纳可，两胁肝区疼痛，腹胀肠鸣，食管、胃脘部位有灼热感，大便偏烂，尿微黄，苔薄黄、腻质暗红，脉细滑。证属湿热瘀毒互结，肝脾两伤。

【处方】醋柴胡5g，赤芍10g，制香附10g，片姜黄10g，炒苍术10g，青皮6g，陈皮6g，老鹳草15g，炒黄芩10g，茵陈12g，叶下珠20g，垂盆草30g，鸡骨草20g，酢浆草20g，苦参10g，藿香10g，白茅根15g，路路通10g。28剂，水煎服，每日1剂。

六诊：胁时痛，双目充血，偶发痒，尿黄，大便尚调，苔黄薄腻，质暗红，脉细滑，肝功能各项基本正常。至此已治疗4个月余，以此方为基础加减，继续巩固调治半年，病情稳定。

◆解析

本例为慢性活动性乙型肝炎，首次B超曾示"肝硬化"，结合肝功能，谷丙转氨酶/谷草转氨酶比值倒置、谷氨酰转移酶增高等，临床诊断为慢性肝纤维化。其症状特点包括：口苦口干、胁胀痛、目黄、尿黄、大便干、齿衄、苔黄腻质暗红、脉濡滑等，其伴有上半身皮肤瘙痒和面部痤疮，周老常视之为湿热偏于中上焦的证据，而面胀、充血则为肝热之征；病程已久，先后出现食欲缺乏、恶心、胁肋脘胀，以及给予清化法治疗后出现大便偏烂等，均显肝脾不调证存在，但在前四诊时仍主湿热瘀毒邪盛，故周老用药仍以清化瘀毒法方药为主，肝功能和湿热瘀毒证得以改善。五诊时脉细滑，大便偏烂，则加上炒苍术、青皮、陈皮、路路通等以兼顾运脾祛湿，至六诊即得到改善。本案始终存在目红充血，肝功能近乎正常，而肝热依然未尽，故周老始终选用清肝热药物如茵陈、龙胆、郁金，表明中医治病必须针对不同患者具体情况选择针对性方案，这正是辨证论治的优势所在。

【引自】叶放，吴勉华，薛博瑜，等.周仲瑛重视慢性肝病湿热瘀毒证治临床经验研究.辽宁中医药杂志，2007，34(12)：167－168.

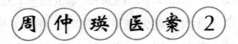

周仲瑛医案②

奚某，男，30岁。1998年8月3日住入某医院。患者因反复乏力、食欲缺乏、尿黄7个月，加重1个月余，住院后检查肝功能严重异常，皮肤巩膜高度黄染，诊断为病毒性肝炎，属乙、戊重叠型，慢性重症。经西医常规治疗1个月余，病情无明显改善，于9月15日邀中医诊治。症见面色晦暗，一身黄染，色黄不鲜，目睛深黄，口干口苦，脘痞腹胀，恶心，大便溏烂，尿黄，右上腹时有隐痛，无明显触痛、叩痛，腹部膨满，肌肤未见明显瘀点瘀斑，舌淡苔黄腻质紫，脉右濡左小弦滑。

名医小传

周仲瑛，南京中医药大学教授、主任医师、博士生导师、国医大师。世代中医，幼承庭训，随父周筱斋教授学习中医。1948年开始从事中医临床工作，1956年进入南京中医学院附属医院工作，先后任住院医师、主治医师、主任医师、院长等职。目前担任中国中医科学院学术委员、江苏省中医学会终身名誉会长等职。

【辨证】肝脾两伤，湿遏热郁。

【治法】理气化湿，清热解毒，祛瘀退黄。

【处方】藿香10g，佩兰10g，茵陈20g，炒苍术10g，厚朴6g，法半夏10g，陈皮10g，白豆蔻（后下）3g，竹茹10g，炒黄芩10g，白茅根20g，赤芍15g，鸡骨草15g，田基黄15g，车前草15g，炒神曲10g。每日1剂，水煎服。

二诊：患者自述1周来病情有所改善，复查肝功能多项指标均有下降，谷丙转氨酶126.7U/L，谷草转氨酶185.2U/L，总胆红素428μmol/L，白蛋白/球蛋白＝1.3，凝血酶原时间8.4秒，但面目仍然暗黄，恶心能平，胃痞腹胀减轻，腰部时有酸楚不适，大便日2次，尿黄，间有鼻衄，纳食稍有改善，舌质紫，苔薄腻底白罩黄，脉濡滑，证属湿遏热伏，气机失宣，久病络瘀，治守原法出入。上方去陈皮、竹茹、黄芩，加广郁金10g，煨草果3g，片姜黄10g，垂盆草30g，猪苓15g，茯苓15g，熟大黄4g，大腹皮10g，厚朴9g。每日1剂，水煎服。

三诊：黄疸稳步下降，10月5日复查肝功能：谷丙转氨酶94.6U/L，谷草转氨酶71U/L，总胆红素270.7μmol/L，白蛋白/球蛋白＝1.3，自觉症状较前有所改善，目睛仍然黄染，近因饮食失调一度腹泻、身热，经治基本控制，但仍腹胀不舒，大便溏烂，尿黄转淡，口苦而黏，曾见左侧鼻衄，舌质紫，苔腻能化，脉右濡、左小弦滑，证属肝热脾湿，瘀郁难化，湿重于热，治宜理气化湿，清热解毒，祛瘀退黄。

【处方】藿香10g，紫苏梗10g，茵陈15g，炒苍术10g，厚朴6g，青皮6g，陈皮6g，广郁金10g，田基黄20g，鸡骨草20g，广木香6g，煨草果3g，青蒿10g，黄芩10g，赤芍15g，垂盆草30g，熟大黄3g，白茅根20g，炒神曲10g，车前草12g。每日1剂，水煎服。

四诊：患者病情稳步好转，黄疸明显减轻，复查肝功能：谷丙转氨酶66U/L，谷草转氨酶58U/L，总胆红素66.8μmol/L，面色晦暗改善，体重增加，腹胀不显，食纳知味，尿黄，大便成形，口稍干，左侧鼻衄间作，量不多，下肢瘙痒明显，自觉怕冷，舌苔黄薄腻，脉弱兼滑，此乃湿热虽化，血分瘀毒内郁，肝脾两伤，改为下方继续服用。

【处方】茵陈15g，炒苍术10g，厚朴6g，鸡骨草20g，田基黄20g，广郁金10g，青皮6g，陈皮6g，黄芩10g，赤芍15g，白茅根20g，熟大黄3g，苦参10g，地肤子15g，牡丹皮10g，丹参10g，猪苓15g，茯苓15g，虎杖15g，太子参10g，枸杞子10g。

每日1剂，水煎服。此后出院，继续调治，日渐康复。

◆ 解析

黄疸湿重于热治宜祛湿为主。本例患者西医诊断为慢性重症病毒性肝炎，以面色晦暗、一身黄染、色黄不鲜、目睛深黄等为主要表现，当属中医学黄疸之范畴。辨证以湿邪困脾，中焦气滞为主，并见热毒内郁之证，故治疗重在理气健脾、化湿泄浊，兼顾清热解毒。从其病情迁延、舌有紫气分析，又示久病络瘀，故佐以祛瘀通络之品。由于治之得法，虽为慢性重症病毒性肝炎，也取得了满意的疗效。此例患者的治疗表明湿重于热者治宜祛湿

◆ 读案心悟

为主的重要性，通过芳化、苦燥、淡渗，上下表里分消，湿化则热孤，同时兼以清热，佐以祛瘀，主次分明，疗效显著。

【引自】郭伟亮. 周仲瑛教授治疗肝炎3例. 实用中医内科杂志，2008，22(11)：12.

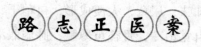

程某，男，58岁。2004年4月8日初诊。患者慢性白血病3年，2004年1月末发现尿黄、目黄、身黄，在北京某医院诊断为"药物性肝损伤"，住院治疗2个月，静脉滴注茵栀黄注射液、清开灵注射液等药，口服茵陈蒿汤、甘露消毒丹等清热利湿之品，病情未愈却进行性加重，黄疸加深，肝损害加重，病至垂危，特邀请路老会诊。诊时患者面黄晦滞虚浮，周身皮肤黄如烟熏，神志昏蒙，疲乏无力，眩晕呕恶，口苦咽干，渴不多饮，脘腹胀痛，纳谷欠馨，大便稀溏，每日7～8次，小便频数量少，下肢水肿，四末不温，舌质淡红，苔灰白腻，见水滑之象，脉沉细数。西医诊断：药物性肝损害；中医诊断：黄疸。

【辨证】脾肾阳虚，寒湿郁温少阳。

【治法】和解少阳，温化寒湿。

【处方】小柴胡汤合茵陈术附汤加减：柴胡12g，黄芩10g，半夏10g，人参15g，茵陈20g，白术15g，干姜12g，制附子（先煎）10g，茯苓20g，藿香（后下）10g，白豆蔻（后下）10g，白矾1g，泽泻15g，炙甘草10g。

取7剂，每日1剂，水煎服。

4月16日二诊：患者药后神志渐清，精神稍好转，纳食稍进，呕恶已减，既中病机，仍宗前法，处方在原方的基础上，茵陈减为15g，加生薏苡仁30g，丹参15g，郁金15g，再取14剂，继续服用。药后黄疸明显减轻，诸症均明显好转，总胆红素由100μmol/L减为40μmol/L，上方略做变化。又进50余剂，诸症消失，肝功能恢复正常。

◆解析

治黄疸注意区分阳黄与阴黄。本黄疸案，前医屡用清利之品，非但无功，病势反增。《金匮要略·黄疸病脉证并治》中说："诸黄，腹痛而呕者，宜柴胡汤。"本例患者主症符合此条，然患者面黄晦滞，纳呆便溏，肢冷不温，舌淡、苔滑、脉沉，显为一派阴黄之象。路老抓住主要症状，明辨病性之阴阳寒热，治以小柴胡汤合茵陈术附汤加减，和解少阳，温化寒湿，故难治性阴黄，得以转危为安。

【引自】路志正.采用和解少阳法治疗肝炎经验谈.北京中医杂志，2006，24(2)：126.

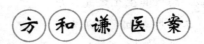

方和谦医案

温某，女，69岁。2003年5月22日初诊。患者从事喷漆工作，患职业病10年，肝损害后肝功能异常。近半年来黄疸加重，疲乏无力，面色晦暗，目窠浮肿，巩膜黄染，下肢浮肿，伴低热、口苦、睡眠差，服用西药效果不佳。诊时查舌质红，苔薄白，脉弦数，谷丙转氨酶264U/L，直接胆红素14μmol/L，红细胞沉降率46mm/h。血常规：白细胞计数$4.0×10^9$/L，血小板$95×10^9$/L。腹部B超显示：肝弥漫性病变、脾大、胆囊炎。西医诊断：肝损害；中医诊断：黄疸。

【辨证】肝脾不和，邪滞经脉。

【治法】调和肝脾，利胆祛邪。

【处方】当归12g，白芍12g，白术9g，柴胡9g，茯苓9g，生姜3g，炙甘草6g，薄荷（后下）3g，党参9g，紫苏梗9g，香附9g，大枣4枚，北沙参10g，茵陈6g，焦神曲6g，陈皮6g，连翘10g，郁金6g，生黄芪12g，砂仁（后下）3g。

取14剂，每日1剂，水煎服。

6月9日二诊：患者药后症状有所减轻，无低热，巩膜黄染色已退，仍有面部虚浮，下肢呈凹陷性水肿，舌质红、苔薄白，脉弦数，再投前方加冬瓜皮10g，生薏苡仁20g，取14剂。继后守方治疗1个月，患者浮肿消退。

◆ 解析

和肝汤治疗慢性肝病有良效。本例患者患职业病肝损害多年，湿热邪毒侵犯肝，肝失疏泄而口苦，湿热熏蒸而有低热，胆汁不循常道外溢而致黄疸。肝病及脾，木克脾土，运化失调而乏力、食欲缺乏，并见下肢浮肿。肝胆郁结，生发不及而影响脾胃功能者，不可过用苦寒沉降之品，恐伐其生生之气，应当升者升，复归如常。本例患者西医诊断为肝损害，中医诊断为黄疸，辨证属肝脾不和，邪滞经脉，治慢性肝病患者，若多投以苦寒解毒之剂，易伤脾胃之气，使病迁延不愈，故治当调和肝脾，益气培中。初诊以"和肝汤"加茵陈、连翘解毒利胆退黄；佐以郁金、生黄芪清热利湿补气，使病机转复。复诊针对脾虚证候明显、水肿，再加冬瓜皮、生薏苡仁健脾消肿。由于辨证准确，治法用药得当，故而取得了较好疗效。

◆ 读案心悟

【引自】方和谦.调和肝脾法治疗肝炎10例.中医药学刊，2006，42(2)：1.

赵正英医案

杨某，男，38岁，干部。乙型肝炎病史5年。半个月前无明显诱因自感全身乏困无力，食欲缺乏，恶心呕吐，口苦，脘腹痞闷，尿黄，大便干燥，且发现皮肤眼睛黄染，在单位卫生所按肝炎治疗，静脉滴注肌酐、维生素C等10余天，症状不缓解，且黄染加深，遂来我院求治。症见苔黄厚腻，脉数。查体：皮肤巩膜中度黄染，肝上界位于右锁骨中线第5肋间，肋下未及，肝区有明显叩击痛，脾肋下刚及、质中、无触痛。查肝功能：总胆红素92.8μmol/L，直接胆红素52μmol/L，谷丙转氨酶796U/L，谷草转氨酶1329U/L，A/G＝37/32。乙肝系列：HBsAg（＋），HBeAg（＋），HBcAb（＋），余阴性。西医诊断：慢性病毒性乙型肝炎（重度）；中医辨证：湿热中阻型。西医予以常规治疗，中医治以清热化湿。

名医小传

赵正英，毕业于郑州中医学院，从事肝胆病临床研究与治疗30余载，多年来始终秉承中医世家"淡泊名利，仁心济世"的祖训，不但继承了家传的中医精髓，而且将中医传承的百年古方与现代化高科技提纯技术相结合，在治疗肝胆胰脾外科病医学领域取得重要成果，闻名遐迩。

【辨证】湿热中阻。

【治法】清热解毒，利湿护肝。

【处方】茵陈蒿汤加味：茵陈30g，金钱草、薏苡仁各24g，茯苓、泽泻、车前草、白茅根、郁金、赤芍、山栀子、苦参各12g，陈皮、龙胆各9g，大黄、生甘草各6g。

服7剂后上述症状明显缓解，连服3周后症状体征消失，4周后复查肝功能全部恢复正常。

◆ 解析 ～～～～

　　慢性肝炎病理复杂多变，而湿毒是慢性乙型病毒性肝炎最常见、最主要的致病因素，且湿邪致病，缠绵难愈，贯穿慢性肝炎的整个病程。故对慢性肝炎，化湿为重要治法。赵老认为，化湿法治疗慢性乙肝主要与以下3个方面的机制有关：①抑制病毒的复制，如茵陈、苦参、郁金、栀子等，对乙型肝炎病毒有明显的抑制作用，从而起到控制病情发展的作用。②护肝及促进病损肝细胞的恢复。实验证明，清热祛湿药有明显的护肝、降酶、退黄等作用，如薏苡仁、茵陈、栀子、龙胆、陈皮等，其护肝、降酶、退黄等作用已为临床所认可。③调节机体免疫功能。应用党参、白术、茯苓、猪苓等可增强网状内皮系统的吞噬功能，提高细胞免疫功能。赤芍、茵陈、龙胆及车前草等可抑制体液免疫反应，使患者免疫失调状态得到纠正，从而促进肝功能恢复。

　　【引自】赵正英，黄小正，孙芳侠.中医化湿法治疗慢性乙型肝炎100例.陕西中医，2002，23（7）：58－59.

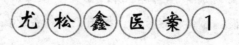

尤 松 鑫 医 案 ①

　　患者周某，男，45岁。发现乙肝病毒感染5年。反复出现肝功能异常，此次肝功能报告示谷丙转氨酶＞110U/L，谷草转氨酶＞80U/L，白蛋白/球蛋白＜1.0，HBsAg滴度256，HBV-DNA阳性。患者诉右胁下痛，胸闷腹胀，纳谷不香，身目俱黄，口干目涩，时见齿衄，溲黄便溏，体困乏力，舌质红，苔根部稍腻，两边花剥，脉细濡。

【辨证】湿热阴伤。

【治法】育阴利湿。

【处方】猪苓10g，连皮苓30g，泽兰10g，泽泻10g，黑料豆10g，楮实子10g，路路通5g，茜草炭10g，茵陈10g，车前子10g，橘络3g，炙甘草3g。

药后患者症状明显缓解，以上方化裁，服药半年后，肝功能检查正常，HBsAg滴度8，HBV-DNA弱阳性。后随访1年，病情未见反复。

◆ 解析

慢性乙型肝炎患者病程长，一方面湿热疫毒之邪留恋，另一方面正气日渐受损而虚弱，病情时轻时重，治疗不能急功近利，当缓缓图之。治若清热太过，易致苦寒伤阴；若燥湿太过，易致伤津耗液；若滋阴太过，易致邪恋不去，故使热清湿去而阴不伤是治疗此证的关键。尤老方中，既不用龙胆、栀子、黄檗之类大苦大寒之品清热，也罕用藿香、苍术、厚朴之类芳香燥烈之品化湿，而选用楮实子、黑料豆、茯苓、猪苓之类既补肝肾、健脾气，又使水湿得去，又不伤阴助热，祛邪而不伤正。

【引自】王文林.尤松鑫辨治慢性乙型肝炎的经验.中国校医，2005，19(1)：93.

◆ 读案心悟

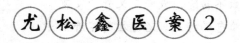

尤 松 鑫 医 案 ②

吴某，男，26岁。2005年9月29日初诊。有慢性病毒性乙型肝炎病史。曾因体检查总胆红素上升，后来检验谷丙转氨酶增高，乃入住市立某医院，目前已出院，但病情仍见反复。近查总胆红素103μmol/L。纳可，大便日行3~4次（服大䗪黄虫丸后），尿黄，舌红、苔薄黄，脉细。

【辨证】少阴湿热痰浊，热重于湿。

【治法】清胆利湿，和胃化痰。

【处方】茵陈10g，青蒿10g，黄芩10g，枳壳5g，竹茹5g，夏枯草10g，麦芽15g，制半夏10g，陈皮5g，茯苓10g，广郁金6g，生甘草2g。7剂。

二诊：药后尚安，纳可，尿时黄，苔少，脉细。上方加海金沙（包煎）10g。7剂。

三诊：近来纳谷尚可，大便日行，尿略黄，苔薄白，脉细。初诊方去半夏、陈皮，加天花粉12g，海金沙（包煎）10g。14剂。

四诊：近感右胁不适，纳可，尿黄，苔薄白，脉濡。复查总胆红素83.3μmol/L，谷丙转氨酶115U/L，谷草转氨酶64U/L，白蛋白/球蛋白=2.49。

【处方】茵陈10g，青蒿10g，黄芩10g，枳壳5g，竹茹5g，夏枯草10g，麦芽15g，制半夏10g，陈皮5g，茯苓10g，广郁金6g，海金沙（包煎）10g，生甘草2g。14剂。

五诊：复查总胆红素33μmol/L，直接胆红素8.7μmol/L，谷丙转氨酶142U/L，谷草转氨酶86U/L。苔薄腻，脉细。辨证为湿热痰浊中阻。治以清化痰浊，利湿退黄。

【处方】茵陈10g，海金沙（包煎）10g，广郁金5g，夏枯草10g，黄芩10g，青蒿10g，枳壳5g，茯苓10g，制半夏10g，炒竹茹5g，麦芽12g，碧玉散（包煎）10g。14剂。

◆解析

本例患者年轻体壮，中阳偏盛，湿热交阻，内结不散，黄疸指数不易降，或降而又升，表现了湿邪为病、缠绵难愈的特点。治疗在蒿芩清胆汤的基础上，加用了利胆化石的鸡内金、海金沙，以及利水消肿兼有行气作用的路路通，务必使湿邪有去路。腹胀而大便欠畅，短期加生大

◆读案心悟

黄。恶心或嘈杂，加左金丸。并加连翘，一则内清热毒，二则透邪外出，或加泻火清热燥湿的龙胆，其意均在加强方中君药组的作用。药后热去湿偏重，大便稀溏，日行2次，改用《温病条辨》二金汤为主方，再加苦参清热燥湿。苦参大苦大寒，退热泄降，荡涤湿火，其功效与黄芩、黄连、龙胆相近，亦治湿热黄疸。

【引自】石历闻.尤松鑫肝胆病医案选粹.北京：中国中医药出版社，2011.

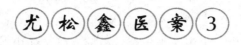

尤松鑫医案 3

戴某，男，66岁。2004年10月28日初诊。患者有慢性病毒性乙型肝炎病史数年。4年前行膀胱癌手术及化疗，之后尚安。近日复查肝功能，除总胆红素35.5μmol/L外，其他项目均正常。面色萎白，形瘦，谷纳尚佳，肠鸣，苔薄黄，脉细弱。

【辨证】中阳不足，心脾两虚。

【治法】温运中阳，补益心脾。

【处方】党参10g，白术10g，白扁豆10g，陈皮5g，山药10g，砂仁（后下）3g，薏苡仁10g，茵陈10g，茯苓10g，焦山楂10g，海金沙（包煎）10g，炙甘草2g。7剂。

二诊：脘犹疼痛，空腹为甚，心悸仍见，苔薄白，脉软。

【处方】党参10g，白术10g，炙桂枝3g，炒白芍10g，炙黄芪10g，当归10g，炙甘草3g，炮姜3g，木香3g，大枣5g，酸枣仁10g。7剂。

◆解析

本例患者患有慢性病毒性乙型肝炎病史，后经膀胱癌手术及化疗。术后4年，加之年事

◆读案心悟

渐高，中阳已虚，湿从寒化，寒湿为患，发为
阴黄。证候表现以肠鸣便泄为主，面色萎黄，
证属脾胃虚寒，故选参苓白术散加茵陈、海金
沙；遇脘痛明显时，可用黄芪建中汤温中补
气、和里缓急。

【引自】石历闻. 尤松鑫肝胆病医案选粹. 北京：中国中医药出版社，
2011.

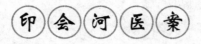

印会河医案

孟某，男，62岁。患腹胀半年余，以前有肝炎病史。经多方使用西药治
疗无效，后又改中医治疗，服过较长时间中药，腹胀有增无减，且腹皮日见
增大（但无移动性浊音，未出现腹水）。检视前服中药处方，类皆行气、破
气、理气之剂。询患者两胁之部，不觉有痛感及不适，检查肝脾也均正常大
小，肝功能未见异常。唯舌苔略腻，故初诊时未按肝性腹胀论治，而用平陈
汤（平胃散、二陈汤合方）加减治之，借以燥湿和胃，以畅气机。乃药水如
饮白水，不效依然。在不得已的情况下，乃以治肝性腹水之方治之。

【辨证】肝郁闭肺，瘀血内停。

【治法】疏肝开肺，活血。

【处方】柴胡10g，赤芍30g，当归15g，丹参30g，生牡蛎30g，广郁金
10g，川楝子12g，桃仁10g，土鳖虫10g，紫菀10g，桔梗10g。

水煎服，每日1剂。服5剂，患者来复诊时则谓：此方服后，1剂知，2剂
退，5剂服毕，则病已霍然，观察半年，病未复作。在遇有不明原因的腹胀、
久治不愈者，辄以此方投之。

◆解析

本方用柴胡、赤芍、当归、丹参、广郁
金等仍守治肝活血之本；川楝子泄肝气以去

◆读案心悟

肝胆病

名医验案解析

痛，取气为血帅、气行则血行之意；桃仁破血行瘀，以泄血结；土鳖虫、生牡蛎是虫介类药物，能磨化久瘀，软坚消积，对血积深痂尤为适用；紫菀、桔梗则在治血治肝的基础上开利肺气，使三焦通利，气畅滞消，从而消除腹胀。在本方中，后二味药是不可缺的。若因气滞而出现水停，发为鼓胀者，则于本方中加入葶苈子10g，椒目10g，以通利水道。有时对晚期肝硬化腹水期，也能取得效果，但治疗效果的可靠性已远不如肝性腹胀阶段。故治疗这类疾病，在抓紧时机这一问题上，还是十分必要的。

【引自】崔应珉.中华名医名方薪传·肝胆病.郑州：郑州大学出版社，2004.

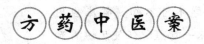

武某，男，43岁。1978年2月1日初诊。患者自1975年起即有乏力、腹胀、肝大、肝功能不正常等症。虽经多方治疗，症状及肝功能指标常因劳累或停药而反复。就诊时，主要症状有胃脘胀满，疲乏无力，右胁下隐痛并牵及后背。大便偏干，尿黄，睡眠欠安。肝功能检查除谷丙转氨酶250U/L外，余项（-）。舌边尖红，有瘀斑，质偏青，苔白，中心裂。脉弦细。肝大，右胁下1.5cm，中度压痛，质软。诊断：慢性迁延性肝炎。

【辨证】肝肾阳虚，气滞血瘀。

【治法】滋养肝肺，疏肝清热利湿。

【处方】加味一贯煎：北沙参、麦冬、当归身各9g，生地黄18g，枸杞子18g，川楝子4.5g，石膏30g，滑石30g，寒水石30g。

水煎服，每日1剂，30剂。药后精神大增，脘腹胀满减轻，纳、眠、便相继转调，1978年3月6日肝功能检查：谷丙转氨酶已经正常，余项（－）。乃去"三石"，加砂仁6g，莱菔子15g。药后精神继增，肝痛消失，但谷丙转氨酶恢复至150U/L，小便微黄，苔黄腻。前方加滑石30g，甘草6g，给予20剂，药后诸症悉除大半，肝功能全部正常。乃恪守本方，连服4个月，病情稳定。改予丹鸡黄精汤加谷芽、麦芽，调理脾胃善后。

◆ 解析

慢性迁延性肝炎，在临床上虽可见到湿热内蕴之证，但正气已虚，多见肝肾阴虚。对于湿热内蕴与肝肾阴虚的患者，一要清其湿热，二要避免重伤其阴。减味三石汤是在《温病条辨》"三石汤"方基础上减味而成，对湿热型肝炎有卓效，但不宜单独使用，恐寒凉伤中。方中寒水石不仅清热，尚可利小便，使湿热以小便而解，与滑石相伍，其效更彰。故为治疗湿热肝炎之妙品，后学不可不知。临床应用时，常与扶正方药加味一贯煎配伍使用滋胃养肝，其效更彰。

◆ 读案心悟

【引自】王永炎.名老中医临证经验撷英.北京：中医古籍出版社，1996.

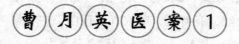

曹 月 英 医 案 ①

朱某，男，37岁。2001年6月26日初诊。有乙型肝炎病史6年余，因劳累诱发后自2001年5月18日至今右胁隐痛、周身乏力、厌食油腻、小便色黄、大便调，舌质淡红，苔薄，脉弦。查肝功能：谷丙转氨酶84.1U/L，谷草转氨酶42U/L，麝香草酚浊度试验7U，总胆红素29.2μmol/L，直接胆红素9.1μmol/L。B型超声示肝内回声增粗。西医诊断：慢性迁延性肝炎。

【辨证】瘀血内停，肝肾不足，湿热内蕴。

【治法】活血化瘀，佐以滋补肝肾，清热利湿。

【处方】当归20g，白芍30g，丹参30g，枸杞子12g，山茱萸12g，牛膝12g，金银花12g，龙胆12g，白术10g，山楂30g，茵陈20g，水煎服。

服上方1个月余，乏力、厌食油腻明显改善，右胁隐痛不明显。肝功能复查：谷丙转氨酶40U/L，谷草转氨酶27U/L，麝香草酚浊度试验6U，总胆红素16.1μmol/L，直接胆红素9.6μmol/L。效不更方，继服2个月余，复查肝功能正常，无明显不适。继守原方减量，再服2个月后停药。

名医小传

曹月英，女，主任医师，山西名医，全国中医肝胆专业委员会委员，山西省中医学会第二届内科专业委员会副主任委员，肝病学术带头人，享受国务院政府特殊津贴。从事中西医结合治疗肝病的实验与临床研究30余年，探索出一条以中医为主治疗肝病的新思路，运用中西医结合的方法疗效非常显著。发表论文共10余篇，成果达国内领先水平。

第三章 慢性肝炎

◆ 解析

慢性迁延性肝炎临床见乏力、头晕、消化道症状、腰膝酸困、肝区隐痛，少数患者可有低热，肝功能检查仅有轻度改变或无改变。其病因病理主要为两个方面：一为湿毒久羁，耗伤肝肾之阴，久病必虚，形成肝肾亏损之证；二为湿毒内伏，久病入络，久病必瘀，阻滞气血运行而形成瘀血因素。故曹老治疗慢性迁延性肝炎从虚、瘀入手。针对瘀血因素予活血散瘀，必要时佐加软坚散结之品。临证多选用当归、丹参、白芍、赤芍等活血同时具养血之品，使活血而不伤正。因肝宜养不宜伐，故不使用峻猛破血之品，以免

◆ 读案心悟

伐肝伤正。针对虚的因素，予补虚扶正，从滋补肝肾入手，"夫肝之病，补用酸"，多选用山茱萸、何首乌、枸杞子、山楂等酸性之品调补，再佐加茵陈、龙胆等清利之品祛除久羁之湿热邪毒，使扶正不留邪，祛邪不伤正，使机体免疫力提高，有效抑制病毒，从而缓解病情。

【引自】桑希生，等. 现代名老中医临证医案精选. 北京：人民军医出版社，2010.

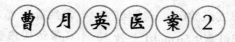

患者，男，28岁。初诊：2001年2月15日。有乙型肝炎病史9年余，因劳累及饮酒自2001年1月20日始出现乏力、食欲缺乏、口干苦，同年2月10日后出现身黄、目黄、尿黄。舌红，苔黄腻，脉弦。查肝功能：谷丙转氨酶582U/L，麝香草酚浊度试验16U，总胆红素276μmol/L，直接胆红素161μmol/L，HBsAg（＋）。B型超声示肝大，回声增粗。西医诊断：慢性活动性乙型肝炎。

【辨证】湿热内盛。

【治法】清利湿热，扶脾护胃。

【处方】茵陈（后下）70g，白茅根10g，龙胆12g，猪苓20g，炒栀子9g，大黄10g，黄芩10g，金银花30g，蒲公英30g，白术20g，茯苓8g，鸡内金12g，山楂30g，神曲9g。

水煎服，每日1剂，早、晚分服。连服15剂后，身、目、尿黄明显消退，纳、眠可，乏力不明显，舌红，苔黄，脉弦。复查肝功能：谷丙转氨酶92U/L，谷草转氨酶75U/L，总胆红素73.6μmol/L，直接胆红素36.8μmol/L。继守此方调治2个月余，肝功能正常。予原方减量，更以隔日服用2个月以巩固疗效。

◆ 解析

◆ 读案心悟

慢性活动性肝炎临床多见身热不扬、食欲缺乏、脘腹作胀、恶心胸痞、身目俱黄、尿黄等一系列湿热壅盛之象，肝功能明显异常。此时病变的主要矛盾系因此，曹月英认为应以祛邪为法，从清利湿热邪毒入手。邪毒祛，湿邪清，而病自安。临证多选用茵陈、白茅根、龙胆、栀子、大黄。尤喜茵陈大剂量使用，根据病情可用至70g，宜后下，久煎易破坏有效成分，减弱药效。同时宜佐加白术、茯苓等健脾运脾之品，佐加山楂、神曲、鸡内金等护胃之品。原因：第一，湿热邪毒易困阻脾胃；第二，清利湿热邪毒之品多苦寒，恐伤脾胃；第三，根据张仲景之见肝之病，当先实脾，防病之先；第四，人以胃气为本，故得谷者昌，如食欲缺乏则元气难复。故曹月英治疗慢性活动性肝炎以清利为法，同时扶脾护胃，一祛邪，一扶正，两者结合运用，使邪去而正安。

【引自】桑希生，等.内科临证医案.北京：人民军医出版社，2010.

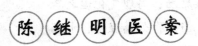

陈 继 明 医 案

张某，男，44岁。患无黄疸型肝炎2年，病情时轻时剧，肝功能反复波动，多次治疗，迄今未愈。于1980年2月就诊。主诉倦乏异常，胃纳减少，脘腹作胀，午后尤甚，口淡乏味，胁痛隐隐。诊脉虚弦，苔白腻、边有齿印。肝功能检查：麝香草酚絮状试验11U，硫酸锌浊度试验16U，谷丙转氨酶68U/L，碱性磷酸酶145U/L，总胆红素19.5μmol/L，HBsAg（－）。

【辨证】肝郁日久，恃强侮脾。

【治法】养肝益脾，健运中焦。

【处方】当归10g，炒白芍12g，太子参10g，炒白术10g，茯苓12g，炙甘草10g，炙黄芪15g，柴胡6g，炙鸡内金10g，生薏苡仁、熟薏苡仁各15g，陈皮6g。

水煎服，每日1剂。服上方10剂后胃纳增，胁痛止，腹胀亦减。仍以原方加生姜2片、大枣12g，又服10剂。复查肝功能：麝香草酚絮状试验4U，硫酸锌浊度试验14U，谷丙转氨酶已降为38U/L。前方去炙鸡内金、生薏苡仁、熟薏苡仁，加制黄精15g，平地木15g。续服15剂，眠食如常，精神振作，复查肝功能已在正常范围。改用逍遥丸，每次9g，每日2次，连服2个月，以巩固疗效。2年后随访，一切良好。

◆ 解析

此证系慢性迁延性肝炎，HBsAg阴性，但肝功能反复波动，而舌边齿印，脉象虚强，乃缘肝木恃强侮脾，水湿因而不化，投之缓肝健中之剂获效。有人认为，甘草能助湿壅中，胀满似非所宜。查阅《本经》论甘草主五脏六腑寒热邪气，坚筋骨，长肌肉，增强体力，疗疮肿、解毒。可见甘草祛邪扶正，补中寓通，是其专长。损其肝者缓其中，古有明训。作者用甘草，取其缓中、解毒之功，与理气化湿之品同用，未见壅中之弊。当然，如属湿困、水湿内停症状突出者，又应化湿运脾以治共标，可用不换金正散随证化裁，待湿浊渐化，证情改善后，再予健中缓肝治其本。

【引自】陈继明. 养肝益脾法治疗慢性肝炎15例. 河南中医，1985，12(6)：17—18.

◆ 读案心悟

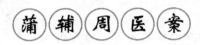

蒲辅周医案

汪某，男，55岁。因急性肝炎住某医院，中西医结合治疗2个月余，肝功能虽然恢复，但症状未减轻。渐起高热，体温38～39℃，原因不明。用多种抗生素没有控制，前用白虎汤、大柴胡汤亦无效。现精神疲乏，不能起床，请蒲辅周会诊。发热已半个月余，汗出如洗，内衣常湿，不烦不渴。身倦语微，恶风寒，身疼痛，口不知味，胸胁不满。舌质艳红有裂纹，脉弦大按之无力。

【辨证】肝郁脾虚。

【治法】疏肝健脾。

【处方】生白术9g，生黄芪6g，防风4.5g，麻黄根10g，五味子（打）3g，浮小麦12g，大枣2枚，炙甘草6g，玉竹9g，桑枝12g。

水煎服，每日1剂。给予上方2剂后，药后汗出，身痛大减，体温逐降，食纳知味。

二诊：舌质艳红略减，中心微有白苔，脉弦缓。治宜养阳增液，祛风除湿。

【处方】生白术6g，生黄芪6g，防风3g，五味子（打）8g，浮小麦9g，大枣3枚，炙甘草3g，薏苡仁12g，钩藤12g，橘红3g，玉竹6g，桑枝12g。

3剂后，体温上升到38℃，全身关节疼痛，脉浮弦，舌质红裂纹渐合，苔薄白。伏风未净，宜养血祛风。

【处方】生白术6g，生黄芪3g，防风3g，桂枝3g，白芍6g，当归4.5g，羌活、独活各3g，威灵仙4.5g，秦艽3g，浮小麦9g，桑枝9g，炙甘草1.5g，生姜3片，大枣3枚。

给药3剂。体温正常，关节疼痛已微，饮食、二便正常，夜间出汗略多，脉趋缓和，舌红润无苔。继续养血祛风，原方去桂枝，加天麻9g，松节9g。3剂以善后。

◆解析

　　本例舌质艳红，脉弦大按之无力，为气阴两伤。正虚邪凑，风湿潜伏，先用固卫养阴之剂，后用补血养阴兼祛风除湿而康复。虽发热半月不退，汗出如洗，但不渴不烦，故知非白虎证；又不见寒热往来，无柴胡证；所以前用白虎、柴胡不能收效。临床必须明辨虚实，方能治病治本。

　　【引自】李自刚. 蒲辅周采用疏肝健脾法治疗慢性肝炎临床5例. 山东中医，2000，15（6）：18.

◆读案心悟

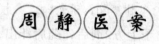

　　刘某，男，21岁。主诉食欲缺乏、乏力、厌油腻、恶心1年半，曾住院治疗9个月效果不佳。来诊时患者食欲缺乏，恶心，呕吐，口苦，便溏，乏力。查体：面色萎黄，右胁下压痛、叩击痛（＋），舌质暗，舌苔黄腻，脉弦滑，肝剑突下6cm、肋下4cm。查肝功能：血清总胆红素16mg/L，麝香草酚浊度试验10U，谷丙转氨酶90U，HBsAg（＋）。

　　【辨证】肝脾不调。

　　【治法】养阴清热，健脾和胃。

　　【处方】柴胡10g，枳壳10g，陈皮12g，当归15g，白芍10g，党参20g，白术12g，茯苓15g，茵陈30g，滑石10g，甘草10g，藿香10g，半夏6g，山药12g，厚朴12g，金钱草15g。

　　水煎服，每日1剂。服6剂，恶心、呕吐症状止，食欲有所改善。上方去金钱草、半夏、藿香，加枳壳15g，焦山楂、焦麦芽、焦神曲各12g。服24剂，诸症消失，自觉有力，查体肝脾未触及，肝功能各项指标均正常。1年后追访，患者身体健康。

◆ 解析

肝脾不调型，病程多在半年以上，多见于慢性迁延性肝炎，预后较好。若胁痛明显可用理气、活血之品，胀痛重用理气之品如柴胡、枳壳等，刺痛重用活血之品如当归、白芍等。由于肝病主要以湿邪为患，脾为后天之本，故补气健脾为治疗之关键。方药：湿重者，加厚朴、苍术、白豆蔻以芳香化湿；热重者，加龙胆、黄芩、栀子、黄檗以清热解毒。

【引自】田元祥，等. 内科名家医案精选导读. 北京：人民军医出版社，2007.

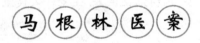

马根林医案

纪某，女，38岁。1999年5月20日初诊。患者有乙型肝炎病史3年余，近半年来反复出现右胁肋部胀痛，虽经多方医治，但疼痛始终不能解除，且近日来复感口干咽痛、少寐、性情急躁。刻诊：形体消瘦，肝肋下1.5cm，压痛，脾不大，舌尖红，苔白微腻，脉弦细。查肝功能：谷丙转氨酶55U，总胆红素<17.1μmol/L，乙型肝炎五项检查为"小三阳"。腹部B型超声提示：肝区回声稍密集，胆囊、胆道无异常。西医诊断：慢性迁延性肝炎；中医诊断：胁痛。

【辨证】卫气不固，气液两伤。

【治法】柔肝疏肝，佐以养阴清热，健脾和胃。

【处方】白芍30g，生甘草10g，柴胡、枳壳、生地黄、沙参、当归、酸枣仁、牡丹皮、女贞子各10g，茯苓、薏苡仁、白扁豆各15g。

水煎服，每日1剂，早、晚口服。服药7剂后，右胁肋部胀痛减轻，口干、咽痛等症缓解。后继用上方化裁连服1个月余，诸症消失，肝功能恢复正常。

◆ 解析

◆ 读案心悟

肝以阴为体，以阳为用，内藏相火最忌香燥辛伐，以耗伤肝阴。而观以前所服汤药，皆为三棱、莪术、青皮、香附之类伐肝破气之品，治之非但无效，反添阴伤虚热之象。芍药甘草汤合理气疏肝之柴胡、枳壳，柔肝疏肝，调达肝气，疏而不燥；再配以生地黄、沙参、牡丹皮、女贞子等滋阴清热之品，清虚火，养肝木；酌加茯苓、白扁豆、薏苡仁健脾和胃。全方共奏柔肝疏肝、健脾和胃之功，使胁痛、口干、咽痛诸症消失，肝功能得以恢复正常。

【引自】桑希生，等.内科临证医案.北京：人民军医出版社，2010.

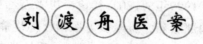

刘渡舟医案

吴某，男，42岁。患病3~4年，症见肝压痛如锥刺，神疲乏力，午后低热（37.6℃），五心烦热，入夜尤甚。舌红、苔薄。肝功能检查：谷丙转氨酶600U/L，麝香草酚絮状试验16U，HBsAg阳性。

【辨证】病人血分。

【治法】清除郁热，凉血养阴。

【处方】柴胡6g，鳖甲30g，龟甲12g，牡蛎30g，生地黄10g，知母10g，黄檗6g，红花10g，茜草10g，牡丹皮12g，茵陈12g，凤尾草12g。

水煎服，每日1剂。服药20余剂后，肝区痛减，体温正常（36.5℃），精神转佳，属阴虚之象，守上方继服80余剂。诸症消失，复查肝功能：谷丙转氨酶40U/L，麝香草酚絮状试验正常，HBsAg阴性。

◆ 解析　〰〰〰　　　　　　　◆ 读案心悟

　　肝病病机复杂，病证多变，临床辨证当以气、血为纲。肝病在气分，首先是肝气郁结，郁久可化火，又可动湿生痰。肝病日久，气滞血瘀，甚则动血出血。在治疗上，无论肝病在气分或在血分，必以疏肝解郁为主。本案属病在血分。肝病由气分到血分，是一个逐渐发展和加剧的过程。由于气分之邪日久不解，邪热伤阴而入血分。但也有个别肝病，气分之邪未衰，而血分证已见，为气血同病之证。治疗时应清除郁热而佐以凉血，于上方选加生石膏、寒水石、滑石、竹叶、金银花，以清其毒热，既能清气血之热，又能透出里热，而有"透热转气"之妙。

　　【引自】 陈明，等.刘渡舟临证验案精选.北京：学苑出版社，1996.

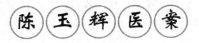

陈 玉 辉 医 案

　　于某，男，30岁。患者右胁肋胀痛、倦怠乏力半年。于1983年1月在某医院诊断为慢性迁延性肝炎。肝功能检查：麝香草酚絮状试验8U，硫酸锌浊度试验18U，谷丙转氨酶117U/L。经服西药效果不著，遂请陈玉辉治疗。自述心烦易怒，善太息，胸闷腹胀，右胁肋胀痛，食少纳呆，倦怠乏力，时有便溏。体格

名医小传

　　陈玉辉，山东人。现任中华医学会肝脏外科学分会委员，中国抗癌协会癌转移专业委员会委员，国际肝胆胰协会会员，中国医学基金会理事，亚洲国际肝病研究院特聘专家。曾获得多种奖项，多次赴美、日、澳、俄、德、加、港等讲学和参加学术会议。曾任亚洲国际肝病研究院委员。发表学术论文多篇。

检查：精神郁闷，面色萎黄，舌质淡、苔白滑，脉微细。

【辨证】气滞血瘀。

【治法】疏肝理气，健脾和胃。

【处方】当归15g，白芍10g，柴胡10g，茯苓15g，郁金10g，木香5g，香附10g，陈皮15g，枳壳10g，焦山楂15g，焦麦芽15g。

水煎服，分早、晚2次温服，每日1剂。服药1周后胁痛明显减轻，腹胀消失，饮食增加，周身亦觉有力。前方加减继服一个半月后诸症消失，肝功能经复查已正常，恢复工作。

◆ 解析

患者症见面黑晦暗，胁肋胀痛或刺痛，胁下有积块，质硬拒按，有肝掌或蜘蛛痣，心烦易怒，善太息，食少纳呆，舌质隐青或有瘀斑，脉沉弦。陈玉辉治疗本症，采取疏肝理气、活血化瘀之法。方用木香槟榔丸、鳖甲煎丸灵活化裁：当归15g，川芎10g，木香5g，郁金20g，鳖甲20g，桃仁15g，麦芽20g。方中郁金、木香疏肝理气止痛，当归、川芎、桃仁养血活血化瘀，鳖甲软坚散结，枳壳宽中除满，麦芽开胃进食。陈玉辉对本证的治疗，重视疏肝理气与活血化瘀相结合，这样可使肝气舒而脾胃得健，瘀血去而新血萌生。方中重视川芎的应用，认为川芎入肝胆经，乃血中气药，对活血行气、祛瘀生新具有良效。尤善用鳖甲，认为鳖甲入肝脾二经，软坚散结，消痞化积力强，可消除肝脾大，并认为生用效果更佳。

【引自】崔应珉.中华名医名方薪传·肝胆病.郑州：郑州大学出版社，2004.

◆ 读案心悟

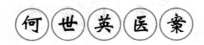

何世英医案

倪某，男，14岁。患黄疸型肝炎2年，面色萎黄，巩膜稍黄染。食欲缺乏，腹胀，肝大肋下2.5cm，脾大肋下2cm，大便可，小便色深，舌质淡，苔白腻，脉象弦滑。查肝功能：谷丙转氨酶365U/L，麝香草酚浊度试验17U，麝香草酚絮状试验（＋＋＋），凡登白试验（－）；蛋白：总蛋白60g/L，白蛋白25g/L，球蛋白35g/L。诊断：慢性肝炎活动期。

【辨证】水湿停滞，肝胆郁热。

【治法】疏肝解郁，消疸退黄。

【处方】陈皮18g，佩兰15g，郁金25g，茵陈18g，甘草6g，丹参18g，人造牛黄3g，砂仁9g。

共为细末，蜜丸6g重。每日早、晚各服1丸。经服本方两个半月，症见好转，面转红润，食欲增加，肝脾在肋下已摸不到，肝功能基本正常，停药观察。后多次追访，未复发。

◆ 解析

何世英创"胆郁通剂"应用于临床，每收良效。方中陈皮、佩兰开窍，化湿行滞；郁金疏解肝胆郁热；茵陈清热化湿，解毒退黄；丹参行气活血；牛黄清热解毒；砂仁温中补气，化湿除滞；甘草调和诸药，解毒。合方共奏疏肝解郁、消疸退黄之功。

【引自】何世英. 采用疏肝解郁法治疗肝病临床应用. 江苏中医，1998,18(6)：39.

◆ 读案心悟

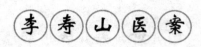

李寿山医案

　　曲某，女，32岁。初诊：1983年2月26日。患乙型肝炎半年多，经治无效。经常右胁闷痛，脘腹胀满，不欲饮食，口苦口黏，头昏胀痛，手足心热，小便色黄，大便不调。肝大右胁下2.5cm。舌质暗赤，苔黄腻，脉弦滑。HBsAg阳性；肝功能检查：麝香草酚浊度试验10U，麝香草酚絮状试验（＋），谷丙转氨酶200U/L。西医诊断：慢性乙型肝炎活动期。

　　【辨证】湿郁气滞，肝气不舒，横逆犯脾。

　　【治法】疏肝和脾，理气祛湿。

　　【处方】柴胡15g，赤芍、白芍各10g，白术20g，枳实10g，党参20g，当归10g，丹参15g，郁金15g，香附15g，鳖甲20g，虎杖15g，甘草10g。水煎服，每日1剂。

　　3月4日二诊：进药6剂，胁痛痞满略缓，口苦口黏已止。已见初效，原方加减，治疗2个月余，诸症消失。肝大回缩胁下0.5cm，舌淡红无苔，脉弱面滑。HBsAg转阴，肝功能正常。病愈后已8年，一切良好。

◆ 解析

　　疏肝和脾汤加减，方由《伤寒论》四逆散、《金匮要略》枳术丸化裁组成。方中柴胡、白芍、香附疏肝理气解郁；枳实、白术消补兼施，导滞和脾；党参、当归补益气血扶正；丹参、郁金、赤芍活血化瘀止痛；配鳖甲软肝消肿；伍虎杖、甘草清热解毒，以除未尽之邪。肝脾和调，气机升降复常，不去湿而湿邪自化，药证相符，切合病机，故收到满意效果。

◆ 读案心悟

　　【引自】董建华，等.中国现代名中医医案精华.北京：北京出版社，2002.

第四章　脂肪肝

顾名思义，脂肪肝就是肝内脂肪过多。正常肝内脂肪仅占肝重的2%～4%，如果脂肪沉积超过肝重5%，便可称为脂肪肝。大量脂肪沉积时，肝细胞内充满脂肪空泡，可引起局灶性炎症及肝细胞坏死，最终可发展为肝硬化。

脂肪肝是由多种原因引起的肝内脂肪代谢功能障碍，致使肝内脂质蓄积过多的一种病理变化。

本病属于中医学中"肝癖""胁痛""积聚"等范畴。嗜食肥甘厚味，贪逸少劳，或感受湿热病邪，导致肝、脾、肾三脏功能失调，产生痰湿、瘀血等病理产物，停积于肝，影响脾、肾、胃等脏腑。其病性属本虚标实，病位在肝。此外，由于津血同源，痰湿、瘀血可互化。由痰致瘀或由瘀致痰，痰瘀搏结成为新的病因，可使病情缠绵，或病情进展，变生他证。

中医学认为，脂肪肝起因是由饮食不节、脾失健运，情志内伤、肝失条达，久病体虚、气血失和，好逸恶劳、痰瘀阻络等所致。脂肪肝的病机主要是肝气郁结、疏泄失常，以致气机阻滞、横逆犯胃、气病及血、血流不畅而成本症。肝病传脾、脾失健运、水湿羁留，日久生痰，以致痰湿交结、内郁肝胆而成本病。而某些胁痛（如肝炎患者），因病后过食肥甘厚味，过分强调休息，滋生痰浊；又因胁痛日久，肝、脾、肾功能失调。痰浊不能及时排除，羁留体内，痰浊血瘀形成脂肪肝。因此，脂肪肝的中医治疗大多以疏利肝胆、健脾化湿、祛痰散结为主。治疗特别强调审证求因、辨证论治、辨病论治，并重视改善体质，这样才能收到较好效果。

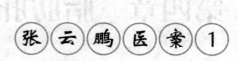

张 云 鹏 医 案 ①

贺某，女，50岁。初诊：2005年3月14日。主诉：右胁作胀、乏力3个月。患者有乙型肝炎病史20余年，近半年肝功能血清丙氨酸氨基转移酶反复增高，"小三阳"。右胁作胀，肝区隐隐疼痛，神疲乏力，夜卧不安，纳谷不馨，大便溏，时有头痛，舌质暗红，舌苔黄腻，脉象细弦。2005年3月9日B型超声提示脂肪肝，肝囊肿。实验室检查：血清丙氨酸氨基转移酶72.5U/L（正常值40U/L），三酰甘油2.6mmol/L（正常值1.7mmol/L）。西医诊断：脂肪肝，肝囊肿，胆囊炎术后；中医诊断：积聚。

名医小传

张云鹏，男，主任医师，教授，首届上海市名中医、全国名老中医专家。擅长诊治内科、妇科疑难杂症，对脂肪肝、各型肝炎、肝硬化、肝癌、高血压、冠心病、中风、脑血管疾病及妇女月经不调、痛经、不孕症等病均有良好疗效。从事中医专业50余年，形成以"仲景学说为经，百家论述为纬，兼收并蓄，融合汇通，坚持发展，重在实效"的治学思想。

【辨证】疫毒内蕴，痰瘀互结，肝络不和。

【治法】清热解毒，活血化瘀，疏肝活络。

【处方】泽泻10g，丹参30g，郁金10g，川黄连6g，半夏10g，全瓜蒌15g，决明子30g，莱菔子30g，生山楂30g，海藻30g，赤芍10g，桑葚15g，平地木15g，连翘15g，六月雪30g。

6月20日二诊：上方续服2个月，药后诸症均减，但疲乏无力仍有。上方加川牛膝15g，黄芪15g，以加强补气强身之法。服药14剂。

7月4日三诊：仍感神乏疲劳、食欲缺乏，苔薄不腻，分析为暑邪耗气，当以益气，故将黄芪增至30g；舌苔黄腻已化，痰浊得清，故去全瓜蒌。服药14剂。

7月18日四诊：药后精神渐振，偶有胁胀，舌质淡红、苔薄白，脉细弦。

治宗前意：遵于上方加冬瓜子30g，延胡索20g。

8月1日五诊：痰热渐清，去半夏，加太子参10g，生薏苡仁15g。

9月12日六诊：经上方药后半年余，血清丙氨酸氨基转移酶14.7U/L（正常），血三酰甘油1.0mmol/L（正常），由原乙型肝炎病毒"小三阳"转为HBsAg阳性。舌质淡红、苔薄白，脉细。张云鹏认为本病初用小陷胸汤化痰热，经治后，舌苔黄腻好转，故减之。脉细为正气不足，遂将桑葚增量至30g。

◆ 解析

本患者系中年女性，诊为脂肪肝，有乙型肝炎病史，又有肝功能变化，血清丙氨酸氨基转移酶偏高，属脂肪性肝炎阶段，针对舌苔、脉象辨诊为疫毒内蕴、痰瘀互结、肝络不和。张云鹏主张从毒论治，清热解毒贯彻整个治疗中。采用活血化瘀、清热解毒、疏肝和络法。痰热偏盛，在常规用药基础上加用小陷胸汤清化痰热。在以后的复诊中，观察到痰热新去，改用补气益肾之药如黄芪、太子参、桑葚、川牛膝等。在整个治疗过程中坚持用经验方泽泻、丹参、郁金、决明子、莱菔子、生山楂、海藻、平地木、连翘等。通过半年余治疗，患者配合饮食控制和适度运动，乙型肝炎"小三阳"转为阴性，而HBsAg阳性，血脂正常，血谷丙转氨酶正常。患者满意。

【引自】桑希生，等.内科临证医案.北京：人民军医出版社，2010.

◆ 读案心悟

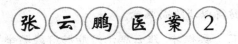

王某，男，35岁。1993年12月8日初诊。4月起肝区胀痛反复不解，转氨

酶持续在70U/L左右，血胆固醇5.8mmol/L，三酰甘油2.23mmol/L；B超示脂肪肝，脾稍大。已用过多种中西药物，症状未见改善。症见肝区胀痛，四肢沉重，体态肥腴，腰膝酸软，晨起口干口苦，胃纳亢进，大便黏腻不畅，日行1～2次，小溲色黄，舌质微红，脉细。

【辨证】 痰热内蕴，肝郁气滞，瘀阻肝络。

【治法】 化痰祛湿，清热解毒，疏肝解郁，活血通络。

【处方】 降脂理肝汤加减：泽泻30g，三七粉（吞服）2g，荷叶10g，生黄芪15g，丹参15g，莪术10g，海藻15g，决明子30g，芥子30g，郁金15g，白花蛇舌草30g，虎杖30g，龙胆6g，青黛10g。

每日1剂，分2次煎服。上方加减连服280剂，于1994年2月复查：谷丙转氨酶正常，血胆固醇5mmol/L，三酰甘油1.6mmol/L；B超示肝炎后改变（脾不大，未见脂肪肝图像）；不适症状全部消失，体重减轻6kg。随访至今，未见复发。

◆ 解析

张老认为，脂肪肝多为膏粱厚味，饮食不节，酒食内积，肝郁气滞，痰湿内蕴，瘀阻肝络，痰瘀互阻，脂浊积聚不化所致。方中泽泻利水渗湿，降脂泄浊；海藻化痰活血；荷叶升清降浊，丹参、三七粉、莪术活血通络，疏肝经之瘀，行肝中之结。《丹溪心法》中云："痰在胁下，非白芥子不能达"，故用芥子清痰之力增。郁金、白花蛇舌草、虎杖、龙胆、青黛清肝之郁热。诸药合用，气行郁解，血活瘀消，毒解痰化，而积聚肝内脂肪得以消除而病愈。

◆ 读案心悟

【引自】 周琴花，吴根才. 张云鹏治疗脂肪肝经验举要. 中医函授通讯，1997，16(5)：11.

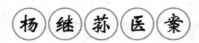

杨继苏医案

胡某，男，48岁。反复右上腹及中上腹部胀痛2年，加重伴低热半个月。患者嗜酒数载，既往有糖尿病、高脂血症及痛风等病史，体检中多次B型超声显示有脂肪肝。近两年胁腹时有饱胀疼痛感，体形日趋肥胖。2周前又因饮酒多食而发，且伴发热而来本院门诊。体检：体温37.6℃，皮肤、巩膜黄染，心肺（－），腹部较膨隆，腹壁脂肪厚，肝区及上腹部均有轻压痛，无反跳痛。血常规：白细胞计数10.6×10^9/L，中性粒细胞0.82，淀粉酶157U/L，血清碱性磷酸酶2.12μmol/L，血糖6.84mmol/L，血尿酸451μmol/L，三酰甘油2.07mmol/L，血清胆固醇5.82mmol/L。B型超声示脂肪肝、胆囊壁毛糙。拟诊：①脂肪肝；②胆道感染；③胰腺炎。给予头孢拉定、悉复欢、山莨菪碱等药治疗1周余，发热依旧且腹胀不适，而请杨继苏诊治。除上症外，尚见食欲缺乏，时有泛恶，大便秘结，4天未行，舌下瘀筋显露、苔白厚腻而秽浊，脉弦滑。中医诊断：胁痛，积证。

【辨证】痰瘀交阻而痰浊偏盛。

【治法】疏理清化，祛浊行瘀消积滞。

【处方】莪术、虎杖、制延胡索、蒲公英各30g，黄芩、莱菔子、大腹皮、生大黄各15g，柴胡、厚朴、枳壳、王不留行、姜半夏各12g，黄连5g，吴茱萸3g，郁金9g。

水煎服，每日1剂。服药5剂后，大便通畅，胁胀痞满均减，体温正常。再予上方去大腹皮、吴茱萸，加生山楂、谷芽、麦芽各30g。续服14剂后，复查白细胞计数5.6×10^9/L，血尿酸341μmol/L，血清碱性磷酸酶1.05μmol/L，谷丙转氨酶66.6U/L，淀粉酶107U/L，三酰甘油1.76mmol/L，血清胆固醇4.62mmol/L。并嘱患者适当控制饮食，忌酒，少进膏粱厚味，多进素食，随之糖尿病、高脂血症等疾病亦得到相应控制。

◆ 解析

　　杨继荪认为，脂肪肝轻者可无明显症状，重者可因并发症而危及生命。虽临床表现不一，然病本则同，其临床表现：其主症为肝大，右胁胀满或疼痛，偶有压痛，或伴有反跳痛，发热，少数有轻度黄疸，重症可有腹水和下肢水肿，面色偏暗，舌质淡，舌下可见瘀筋，苔白腻浊，脉弦而滑。治以化浊行瘀、消积疏理。基本方：炒莱菔子、王不留行、厚朴、炒枳壳各12g，莪术、生山楂、生麦芽各15g，虎杖、决明子、泽泻、丹参各30g，姜半夏9g。临证时可根据伴随症状加减。

　　【引自】崔应珉.中华名医名方薪传·肝胆病.郑州：郑州大学出版社，2004.

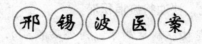

邢锡波医案

　　王某，女，42岁。患慢性肝炎3年，胸胁痛，经常卧床休息，吃高营养食物，半年来身体渐胖，头晕胸闷，胸胁疼痛加剧，食欲好，大便秘结，身倦不愿活动。检查：体形肥胖，肝大肋下4横指，质软。肝功能正常。腹腔镜肝活检：肝细胞脂肪浸润。诊为脂肪肝。脉弦滑，舌质淡红、苔黄腻。

　　【辨证】肝郁气滞，痰湿阻络。

　　【治法】疏肝理气，祛痰通络。

　　【处方】丹参15g，青皮12g，栀子、枳实、郁金、乳香、没药、五灵脂、三棱、沉香各9g，甘草6g。

二诊：连服5剂，胸胁疼痛减轻，脉舌如前。仍依前方治疗。加礞石、大黄、皂角刺、牡丹皮，减栀子、没药、沉香、丹参。又服5剂，每日溏便3～4次，便中有油腥物，胁痛大减，胸闷消失，脉沉缓，舌质淡、苔薄黄，是瘀浊下行、气血畅通之象。

【处方】钩藤、丹参各15g，礞石、皂角刺、三棱、莪术、郁金、乳香、五灵脂、胆南星各9g，甘草6g。

连服5剂，症状消失，肝肋下2横指、质软。仍依前方配成丸药，又服1个月，肝肋下1横指，体重较前减10kg。肝功能检验正常。

◆解析

患者有慢性肝炎病史3年，迁延不愈转变为脂肪肝，属中医学"积聚"范畴。肝病及脾，脾失健运，患者又卧床少动，过食肥甘厚味致湿浊凝聚成痰，气机被阻，气血不畅，痰血搏结于胁下而成积块。邢老治以疏肝理气，祛痰通络。因患者体质较好，方中礞石、皂角刺、大黄、三棱、莪术等峻猛攻逐之品荡涤湿痰、破血祛瘀，积证渐解，疗效明显。后又配制丸药，缓图收功。

◆读案心悟

【引自】董建华，等.中国现代名中医医案精华.北京：北京出版社，2002.

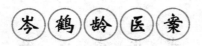

岑鹤龄医案

林先生，年仅30岁，少年发迹，已跻身商界名流，饱食征逐，无日或停，身重日增，已超常人。平时虽健康无病，却甚注意身体检查，月前偶抽血做肝功能检查，发现谷丙转氨酶过高，提示肝功能有损，随即做肝扫描，亦发现肝增大。林君以为患肝炎，情绪低落，忧心忡忡，终日不释，因得友介，遂来求诊。余再给予血液检查，结果为乙肝抗原阴性；血胆固醇高出数倍，结合其病史资料，认为乃是脂肪肝，而非肝炎病，经给解释后，患者有信心配合治疗。

【辨证】气滞湿阻，肝失疏泄。

【治法】行气导滞，化湿疏肝，减肥降脂法。

【处方】去脂保肝汤：丹参30g，赤芍18g，虎杖30g，乌梅18g，甘草9g。

每日服1剂。并用山楂（干品）每日24g，煎水分次在饭后饮用。

随嘱要适常运动，减食，减高脂肪食物。

◆ 解析

方中以丹参、赤芍活血化瘀，虎杖活血兼能清利肝胆，山楂疏理肝之气机，方中用乌梅。现代药理研究表明，乌梅具有较好的利胆作用，全方合用共奏行气导滞疏肝之功。方中虽无化痰祛湿之品，然肝胆气机通畅则痰湿自化，本案为以活血药为主治疗脂肪肝的成功病例。

◆ 读案心悟

【引自】岑鹤龄.奇难杂症神方.乌鲁木齐：新疆人民出版社，1999.

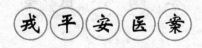

戎平安医案

陈某，男，42岁。初诊：1998年3月12日。诉近半年来自觉右胁时胀痛不适，曾在其他医院诊治。B超诊断：脂肪肝。查肝功能：谷丙转氨酶82U/L，γ-转肽酶75U/L，乙型肝炎病毒血清标志物检测阴性，血脂检查正常。给予肝得健片、肌苷片口服后自觉症状未见好转，且近来伴有恶心、乏力。症见舌暗红，苔白微腻，脉弦滑、左关弱。

【辨证】肝郁胆滞，痰湿内阻。

【治法】疏肝利胆，活血化痰。

【处方】柴胡、姜半夏各10g，片姜黄、丹参、决明子、生山楂、垂盆草各30g，木香、厚朴、虎杖、枳壳、平地木各15g，大黄6g。

服药10剂后，诸症明显好转。以上方随症加减，共服药6周后复查，肝功能正常。B超复查：肝胆未见异常。随访半年，未见复发。

名医小传

戎平安，男，浙江岱山人，1964年8月出生，1987年7月毕业于浙江中医药大学，本科学历。副主任中医师，岱山县第四、五届政协委员。岱山县中医院院长。致力于中医理论的学习研究和临床实践。他在学习中医理论的同时，还学习西医的解剖、生理、病理等知识，以求中西医融会贯通。尤其擅长治疗内科脾胃病及肝胆病治疗。

◆ 解析

脂肪肝是一种代谢性疾病，可由肥胖、酒精中毒、糖尿病及药物等原因引起。戎老方中，以柴胡、木香疏肝理气，且柴胡尚有较好降血清三酰甘油作用；片姜黄、丹参活血行气；厚朴、姜半夏健脾化痰；虎杖、大黄清热化湿、利胆通腑；生山楂、决明子有降血脂作用。上述诸药，协同作用，共同达到治疗目的。

【引自】戎平安.疏肝降脂汤治疗脂肪肝临床观察.湖北中医杂志，2000，12(2)：17.

◆ 读案心悟

林鹤和医案

黄某，男，37岁。初诊：1996年11月4日。患者长期嗜酒，并喜食肥甘。1996年3月以来，食欲缺乏，腹胀，食后更甚。肝区隐痛，饮酒后加剧，神疲乏力，大便稀溏，小便黄。1996年7月查肝功能正常，B超检查示肝大，下角变钝，脏面平直，肝内管道结构模糊不清，肝静脉狭窄，肝实质回声衰减，肝边缘不清，提示为脂肪肝。自服复方蛋氨酸胆碱片等药治疗3个月，复查肝功能正常，B超提示脂肪肝无好转，故来求治。症见身体肥胖，食欲缺乏，厌食油腻，右胁隐痛，胃脘部胀满，食后加甚，食油腻则恶心，大便稀溏，小便黄，舌质淡红、苔黄腻，脉弦滑。肝右肋下1横指，质稍硬，轻度触痛。实验室检查：三酰甘油2.36mmol/L，胆固醇7.1mmol/L。诊断：脂肪肝。

【辨证】 肝胆湿热，痰浊瘀血搏结。

【治法】 健脾益气，清热利湿，理气化痰，祛瘀散结。

【处方】 白参、赤芍、白芍、鳖甲、枳实、郁金、北山楂、黄芪、泽兰、丹参、葛根各15g，乌蔹30g，怀山药18g，延胡索10g，广木香9g，甘草3g。

服药7剂，诸症明显好转，此方加减治疗3个月，症状消失，复查肝功能、血脂正常，B超示脂肪肝消失。

◆ 解析

本案患者长期饮酒，偏食肥甘厚味，酿湿生热，湿热之邪中阻，损伤脾胃，运化失司，不能输布水谷之精微，湿浊凝聚而成痰，痰阻气滞，渐致血行不畅，脉络壅塞。方中白参、黄芪、怀山药健脾益气；枳实、乌蔹、延胡索、木香理气化痰；郁金、山楂疏肝解郁；泽

◆ 读案心悟

兰、丹参、鳖甲、化瘀散结。同时，脂肪肝患者在治疗期间应合理安排饮食，控制饮酒，调理情志，方能取得满意的疗效。

【引自】杨建辉. 林鹤和治脂肪肝的经验. 江西中医药，2000，31(3)：1.

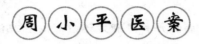

周 小 平 医 案

蒋某，男，36岁，职员。因右胁下胀闷不舒，隐痛压痛，腹胀，食欲缺乏，小便多、色白1个月余，来我科治疗。自诉平素喜食肥腻之物，常饮酒，现身高171cm，体重80kg。体检：肝叩击痛，腹胀，触诊不理想。舌质红，苔白，脉弦滑。B超检查示肝形态大小正常，肝内光点回声细密，管道系统模糊，肝肾对比征阳性，提示脂肪肝。生化检查：三酰甘油3.65mmol/L，总胆固醇7.22mmol/L，谷丙转氨酶68U/L，乙肝检查阴性。根据症状及实验室检查，诊断为脂肪肝。以茵陈丹参降脂方治疗。

【辨证】痰湿气滞，瘀血郁结。

【治法】疏肝利胆，消食化痰。

【处方】茵陈30g，丹参、赤芍、怀山药、山楂各20g，泽泻、车前草各15g，柴胡、郁金、防己各10g，大黄6g，甘草3g。

每日1剂，分2次煎服。嘱勿食动物内脏及肥腻食物，戒烟或少吸烟，多活动。守上方治疗1个月后，自觉胁下胀闷隐痛消失，无腹胀，大、小便正常。复查B超：肝内光点回声均匀，管道清晰，脂肪肝声像，肝肾对比征阴性。化验：三酰甘油1.16mmol/L，总胆固醇5.22mmol/L，谷丙转氨酶41U/L。为巩固疗效，继续服药20天。随访半年，未见复发。

◆解析

◆读案心悟

根据本病发病与痰湿、气滞、瘀血三者

关系密切的机制，周老自拟茵陈丹参降脂方治疗。方中以茵陈、丹参为主药，疏肝祛湿，活血化瘀；赤芍、柴胡、郁金行气活血开郁；大黄通腑导滞；泽泻、车前草、防己利水渗湿；怀山药、山楂健脾和胃消食。全方合用有疏肝祛湿化痰、活血化瘀行气、健脾和胃、消食之功用。

【引自】周小平.茵陈丹参降脂方治疗脂肪肝35例.陕西中医，2001，22(1)：8.

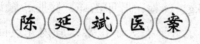

曹某，男，50岁。因胸闷，脘腹胀满，乏力反复发作10个月，加重1个月，于2005年6月25日初诊。刻诊：既往有高血压病史3年，形体肥胖，面色黧黑，头晕目眩，脘腹胀满，右胁隐痛，神疲倦怠，肢体困重，便溏食欲缺乏。舌质淡、苔白腻，脉弦滑。血压150/98mmHg，总胆固醇8.2mmol/L，三酰甘油4.6mmol/L。肝脏B超提示中度脂肪肝。

【辨证】脾湿痰浊。

【治法】益气健脾化浊。

【处方】生黄芪30g，生薏苡仁30g，云茯苓15g，苍术15g，泽泻15g，生山楂20g，石菖蒲15g，紫丹参30g，决明子30g，川芎15g，郁金15g。

每日1剂，水煎2次，早、晚分服。在服药期间注意调整饮食，保持心情舒畅，戒酒，做到劳逸结合，按时应用降压药物，等等。

6月28日二诊：头晕目眩、右胁隐痛等症减轻，精神好，纳香，大便正常，上方去生薏苡仁、石菖蒲，加何首乌20g，红花10g，继服21剂，服法同上。

7月18日三诊：临床症状消失，精神好，饮食增加。按上方共为细末每次1摊，日服3次，嘱服30天复诊。

8月17日四诊：一切临床症状消失，精神好，饮食正常，复查血脂、B超均正常。

◆ 解析

　　本病属中医学"瘀证""积聚""胁痛"及"痰浊"等范畴。中医学认为脂肪肝虽然病位在肝，但与胆、脾、胃、肾等脏腑有密切关系。

　　根据多年临床观察，陈延斌老师认为肝脾两脏功能失调，是本病的重要病机。因此，从肝脾论治，可起到事半功倍的疗效。根据上述病因病机，陈老师多以活血化瘀、疏肝理气、健脾祛湿、化痰降浊为大法。生黄芪、茯苓、薏苡仁益气健脾；苍术、生山楂、石菖蒲、泽泻健脾祛湿，消食化积；郁金疏肝理气；决明子降脂化浊；紫丹参、川芎，破瘀消积。其中泽泻能够抑制外源性胆固醇、三酰甘油的吸收与内源性胆固醇、三酰甘油的合成，并能影响血脂的分布、运转与清除。紫丹参可降低肝脂类，特别是三酰甘油含量，并能促进脂肪在肝内氧化。生山楂有扩张血管、降低胆固醇、增加胃液分泌、促进脂肪消化的作用。决明子具有降脂、抑脂作用。本方治疗脂肪肝，收效较好。

　　【引自】贾淑霞，丁素银，陈延斌，等. 中医中药治疗脂肪肝经验. 辽宁中医药大学学报，2007，9(3)：119-120.

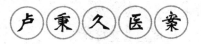

卢秉久医案

　　李某，男，50岁。初诊：2006年3月5日。主诉：右胁部闷胀不适2个月余，时隐痛，进食后或情志变化时明显，乏力，困倦，食少纳呆，大便稀溏。曾查肝功能：谷丙转氨酶82U/L，肝炎病毒检测均为阴性；血脂：

总胆固醇7.09mmol/L，三酰甘油2.92mmol/L；超声诊断：中度脂肪肝。患者体形肥胖，舌质淡红，暗滞，苔白腻，脉沉细。中医辨证：肝郁脾虚，痰瘀交阻。

【辨证】肝脾亏损型。

【治法】疏肝健脾，活血祛瘀。

【处方】陈皮15g，半夏15g，香附15g，黄芪40g，白术20g，焦山楂30g，决明子20g，泽泻20g，泽兰20g，大黄10g。

每日1剂，水煎分3次口服。服上方10剂后，诸症大减，效不更法，守方连服2个月，诸症消失，复查肝功能、血脂正常。肝脏B超显示脂肪变性消失。嘱其注意生活调摄，包括清淡饮食、饮食有节、适当运动等，以巩固疗效。

名医小传

卢秉久，教授，主任医师，博士生导师。从事中医治疗、教研工作30余年，在急慢性肝病、消化系统疾病、血液病、风湿病等方面取得了较好的成果。目前已培养研究生50余名。先后承担"软肝冲剂治疗肝硬化的临床与实验研究"等省市级课题10余项，参与省级以上科研项目8项，发表相关论文30余篇，专著6部。

◆ 解析

本病病位在肝、脾、肾，但是在病情发展的不同阶段，总有主次之分。大多初期以肝郁为主，后期大多是肝郁脾虚或肝肾亏虚。卢老根据脂肪肝之病因病机，结合临床经验，提出疏肝健脾、燥湿化痰、行气活血、消积除满为治疗脂肪肝的基本治疗大法。黄芪、白术、山楂健脾，香附疏肝行气，陈皮、半夏化痰，泽兰、大黄活血消积，决明子、泽泻消脂，临床治疗获较好疗效。

【引自】崔颖，杨新莉，卢秉久. 卢秉久教授治疗脂肪肝经验撷著. 实用中医内科杂志. 2008，22(2)：1314.

◆ 读案心悟

肝胆病

名医验案解析

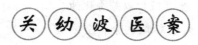

关幼波医案

王某，男，45岁。1998年3月18日初诊。主诉：右胁隐痛、乏力、体重增加已半年。1年前查体发现HBsAg阳性，近半年出现肝功能异常，右胁隐痛、乏力，身体逐渐发胖，近3个月来体重增加4kg，腹部胀满，纳食尚可，大便黏腻不畅。经服西药未见明显效果。实验室检查："小三阳"，HBV-DNA 1×10^5，谷丙转氨酶92U/L，谷草转氨酶78U/L，胆固醇8.34 mmol/L。B超：肝回声不均，门静脉内径1.1cm，脾不大，中至重度脂肪肝、舌体胖，苔黄稍腻，脉沉滑。

【辨证】湿热瘀滞。

【治法】清热利湿，疏肝理气。

【处方】醋柴胡10g，郁金10g，茵陈15g，炒知母10g，黄檗10g，生山楂15g，泽泻15g，何首乌15g，决明子15g，草河车15g，蒲公英15g，丹参20g，六一散（包）10g，生黄芪20g，红花10g，杏仁10g。

每日服1剂，水煎分2次饭后服。上方服用1个月，谷丙转氨酶54U/L，谷草转氨酶50U/L，胆固醇7.43mmol/L，药已见效。舌苔黄腻转白。

上方去茵陈、知母、黄檗，加藿香10g，生薏苡仁30g，芳香化浊，健脾利湿。上方继服2个月，患者肝功能、胆固醇均已恢复正常，HBV-DNA $< 1 \times 10^3$，B超示脂肪肝消失，患者体重减轻3kg。嘱其控制饮食，加强活动锻炼，忌饮酒、忌食肥甘油腻，以巩固疗效。

◆ 解析

方中茵陈、知母、黄檗、六一散清热利湿；山楂、泽泻、何首乌、决明子消食导滞，清湿热，养血益肝，为关老常用降脂药物；丹参、红花、杏仁、生黄芪补气活血、化痰祛

◆ 读案心悟

瘀；柴胡、郁金、蒲公英、草河车疏肝理气，清热解毒。当舌苔由黄腻转白后，去茵陈、炒知母、炒黄檗改加藿香、生薏苡仁以芳香化浊、健脾利湿，湿热清除，大便黏腻也除。全方重视气血，从痰湿论治，适当控制饮食与活动，不仅脂肪肝消除，乙肝病毒也恢复消除。

【引自】崔应珉. 中华名医名方薪传·肝胆病. 郑州：郑州大学出版社，2004.

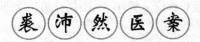
裴沛然医案

顾某，男，60岁。2003年3月8日初诊。脂肪肝、高血压10余年。前日体检，肝功能指标处于临界状态。现腹胀频现，嗳气频作，右腋刺痛，大便偏软，日行3次，目干涩，情志不舒，眠差，下肢畏寒。舌暗体胖、苔薄白，脉弦。此乃肝郁脾虚之证，采用疏肝健脾是为正治。

【辨证】肝郁脾虚。

【治法】疏肝健脾。

【处方】逍遥散加减：柴胡15g，枳壳、枳实各12g，赤芍、白芍各15g，炙甘草15g，当归15g，茯苓12g，苍术、白术各15g，生姜4.5g，薄荷（后下）9g，决明子15g，香附15g。水煎服，每日1剂。

二诊：服药14剂后，诸症均有减轻，大便已实，日行2次。上方去决明子、薄荷，加柿蒂9g，公丁香9g，煅牡蛎（先煎）30g。水煎服，每日1剂。经治半年，身体无不适，体检示肝功能指标全部正常。

◆解析

◆读案心悟

脂肪肝是指由于各种原因引起的肝细胞内脂肪堆积过多的病变。正常肝内脂肪占肝重

肝胆病
名医验案解析

3%～4%，如果脂肪含量超过肝重的5%即为脂肪肝，严重者脂肪量可达40%～50%，脂肪肝的脂类主要是三酰甘油。脂肪肝患者多无自觉症状，或仅有轻度的疲乏、食欲缺乏、腹胀、嗳气、肝区胀满等症状。

本案辨证论治脂肪肝，以逍遥散加减取得较好疗效。目前，一些中医师喜欢将降脂的中药罗列在一起治疗高脂血症或脂肪肝，忽视了中医辨证论治的原则。裘老方中有明确降脂的药物并不多，但通过配伍达到了降脂、恢复肝功能的作用，说明中药的治疗关键在充分发挥其协同作用，而不是单味药的功效。

【引自】方集才. 裘沛然运用逍遥散加减治疗脂肪肝25例. 浙江中医杂志，2006,12(6)：18.

尤松鑫医案

张某，男，46岁。2006年3月1日初诊。查HBV五项1、4、5阳性，肝功能正常。B超示脂肪肝。食后感脘胀，便略成形，右胁偶痛，寐时欠安，舌淡红、苔薄腻，脉细。

【辨证】肝旺脾虚。

【治法】抑肝扶脾。

【处方】青皮6g，陈皮6g，制半夏10g，炒莱菔子6g，茯苓10g，大腹皮10g，炙鸡内金6g，黄芩10g，干姜3g，川厚朴5g，炒枳实5g，焦山楂10g，炙甘草2g，麦芽12g。7剂。

二诊：药后脘胀松，便行转正，右胁偶痛，苔薄白，脉细。辨证为肝胃失和。治法再调肝胃。上方去麦芽，加炒薏苡仁10g，香橼皮10g。14剂。

三诊：药后腹胀渐松，纳欠香，便略溏，苔薄白，脉细。为肝脾失调，治以调肝运脾。

【处方】炒柴胡3g，白芍10g，枳实5g，姜黄5g，青皮5g，陈皮5g，佛手5g，炒白术10g，炙鸡内金5g，茯苓10g，炙甘草2g，香橼皮10g，广木香3g，焦山楂10g。14剂。

四诊：药后腹胀见安，但左少腹疼痛不适，便行溏泄，纳可，苔薄白，脉细濡。证属脾虚失运，治以健脾助运。

【处方】防风10g，炒白术10g，陈皮5g，川厚朴6g，猪苓10g，茯苓10g，焦山楂10g，广木香3g，炙甘草2g，大腹皮10g，炒干姜3g，砂仁（后下）3g，炙鸡内金10g。14剂。

五诊：最近腹胀，便溏，肝区疼痛，谷纳稍欠，苔腻，脉濡。证属脾虚湿盛，治以运脾化湿。

【处方】青皮6g，川厚朴5g，柴胡3g，黄芩10g，制半夏10g，茯苓10g，炒白术10g，焦山楂10g，炙甘草2g，泽泻10g，炒薏苡仁10g，炙鸡内金5g。7剂。

六诊：日来腹胀，纳可，右胁偶不适，便溏，上有浮油，苔薄腻，脉濡。证属脾虚湿盛，治以运脾化湿。

【处方】制苍术5g，木香3g，柴胡3g，升麻3g，党参10g，炙黄芪10g，陈皮5g，大腹皮10g，炙鸡内金6g，焦山楂10g，焦神曲10g，炙甘草2g，莱菔子10g。14剂。

七诊：腹胀渐平，纳欠香，便略溏，有浮油，苔薄腻，脉濡。六诊方去莱菔子、大腹皮，加干姜3g，茯苓10g，香橼皮10g。14剂。

八诊：便犹溏，腹时胀，纳可，苔薄腻，脉濡，证属脾虚湿热，治以健脾化湿。

【处方】党参10g，炒白术10g，陈皮6g，茯苓10g，木香3g，川黄连2g，山药10g，山楂10g，炒六曲10g，麦芽12g，葛根10g，炙甘草2g，炙鸡内金10g。14剂。

九诊：右胁仍时不适，便较成形，纳略香，苔薄腻，脉细。证属脾虚湿热，治以健脾化湿。

【处方】川黄连2g，枳实5g，党参10g，制苍术5g，炒白术10g，制半夏10g，川厚朴5g，干姜2g，茯苓10g，炒山楂10g，炒神曲10g，炙鸡内金6g，荷叶10g，醋青皮5g，制香附5g。14剂。

◆ 解析

◆ 读案心悟

本例男性患者，检查为脂肪肝，同时携带乙型肝炎病毒。患者肝功能检查正常范围，乙肝复制指标亦正常。本例患者临床表现主要以脘胀便溏和胁痛为主要表现，先后选择二陈汤、平胃散、理中汤、柴胡疏肝散、补中益气汤进治，根据患者就诊时的症状，辨证加以选择。肝郁脾虚证患者，往往夹有湿浊，气机郁滞，病情易反复，治疗较为棘手，临证时应掌握患者主证，增强辨证准确性，及时调整用药。

【引自】石历闻.尤松鑫肝胆病医案选粹.北京：中国中医药出版社，2011.

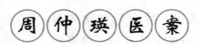

周仲瑛医案

陈某，女，34岁。1996年5月18日初诊。患者因体形肥胖、B超检查见脂肪肝而就诊。测体重78kg，身高165cm。平素食欲一般，肢体经常浮肿，月经周期正常，但经行量少色黑。舌质暗红、舌苔黄腻。

【辨证】脾湿生痰，血瘀水停。

【治法】燥湿化痰，活血利水。

【处方】炒苍术10g，法半夏10g，制南星10g，海藻10g，泽兰10g，泽泻20g，炙僵蚕10g，炒莱菔子20g，荷叶15g，生山楂肉15g，鬼箭羽15g，天仙藤15g，马鞭草15g。每日1剂，水煎服。

二诊：上药连服1个月，体重下降5kg，肢体浮肿消退，稍有头昏，经行量少色黑。前从脂浊内聚、痰瘀痹阻、水湿内停治疗有效。原方加决明子15g。

三诊：继续服药1个月，体重又见下降3kg，头昏近平，食纳欠香，近来大便溏薄，日行2～3次，腹痛。再予燥湿化痰，活血利水。

【处方】炒苍术10g，法半夏10g，海藻20g，天仙藤15g，泽兰15g，泽泻15g，炙僵蚕10g，生山楂肉15g，鬼箭羽12g，荷叶15g，稽豆衣20g，路路通10g。每日1剂，水煎服。

四诊：药治3个月，体重下降10kg，但经行仍然量少，2天即净。原方去海藻、稽豆衣，加大腹皮10g，茯苓10g，14剂。

因去外地工作，停药3个月，体重未见增长，保持68kg，后来下肢浮肿，小便少，口干欲饮，B超复查肝未见明显异常，舌苔黄腻，脉濡。仍守原方调治。

◆解析

患者因脂浊困脾，脾运失健，水谷精微不归正化，聚湿生痰，以致体形肥胖，痰浊久留，血滞为瘀，痰瘀互结，水湿内停，而引起肝脂肪变、浮肿、头昏诸候。治当燥湿化痰，活血利水，以苍术、茯苓、泽泻燥湿健脾利水，制南星、法半夏、海藻、莱菔子、僵蚕化痰祛湿，鬼箭羽、马鞭草、生山楂活血以祛瘀，天仙藤、路路通通络以利水，荷叶升清降浊，合泽泻、海藻、僵蚕等均有良好的消脂作用。服药1个月，体重即见明显下降，而患者自诉并未节制饮食，可见中药减肥主要在于调节体内脂质代谢的紊乱。故疗效巩固，虽停药3个月，体重亦未见增加。

【引自】王志英，周学平.周仲瑛疑难病医案4则.江苏中医，2000，21(12)：37-38.

◆读案心悟

第五章　肝硬化

　　肝硬化是一种常见的由不同病因导致的慢性进行性、弥漫性肝病。其病理特征为肝细胞变性、坏死、结节性再生，纤维组织增生，假小叶形成，肝结构紊乱，以致肝功能受损。临床分为代偿期和失代偿期。代偿期症状隐袭，常缺乏特异性，症状轻微，多数患者是在查体或行其他检查发现有肝硬化。患者可有轻度乏力食欲缺乏，腹胀和肝区不适，可有肝脾大，多数肝功能检查指标正常或轻度异常。失代偿期临床表现明显，症状典型，肝功能检查多数明显异常。

　　本病属中医学"鼓胀""积聚""黄疸"等范畴。与情志郁结、饮酒过多、感染虫毒、饮食不节、黄疸日久等有关，其病机特点是肝、脾、肾三脏受损，气、血、水代谢失常。本病始病在气，早期为肝郁气滞；继则病血，中期肝血瘀阻；再则病水，晚期水裹络伤，阴阳俱损。本病早期以实为主，晚期以虚为主，然而本虚标实贯穿自始至终。

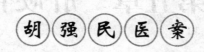

胡强民医案

　　谢某，男，42岁。刻见腹胀、少尿、乏力10日，纳食无味，尿色偏黄。巩膜及皮肤黄染，面色晦暗，形体消瘦，面部有蜘蛛痣数颗，腹部膨隆如鼓，腹壁脉络显现，按之坚满，叩诊有移动性浊音，双下肢凹陷性浮肿。实验室检查：HBsAg、HBeAg、抗-HBc均为阳性，谷丙转氨酶160U，谷草转氨酶125U，直接胆红素76.9μmol/L，间接胆红素59.85μmol/L，白蛋白3g/L，球蛋白3.75g/L，白蛋白/球蛋白＝0.8。B超检查示肝硬化腹水，脾大。舌质淡红、苔薄黄腻，脉弦。

【辨证】湿热伤肝，气血瘀滞，水湿内停。

【治法】疏肝行瘀，清热利湿。

【处方】白术、茯苓、车前子、泽泻、赤芍、白芍各20g，柴胡、当归各12g，甘草6g，茵陈、金钱草、地耳草、垂盆草各30g，枳壳、大腹皮各15g。

　　治疗方法：水煎，每日1剂，早、晚分服。治疗1个月，腹水消退，肝功能基本正常，继用三合汤加党参、丹参、鳖甲等以扶正培本，巩固前效。服2个月，肝功能及其他症状均正常。间断服药调理年余，随访5年未复发，肝功能正常，B超检查仅见肝内光点较密，并可参加轻体力工作。

◆解析

　　肝硬化腹水病机发展是从肝疏泄失常开始，日久则气血瘀滞，正气亏耗，终致水湿停滞不化，积聚于腹而成鼓。肝硬化腹水病情变化复杂，多因肺、脾、肾三脏正气亏耗互为因果。因此治疗上不但要审察虚与实的标本缓急，同时要注意三脏功能的调节。根据肝硬化腹水病机，用逍遥散疏肝活血，健脾制水，且肝气顺，则脾、肾功能得健；四苓散畅通三焦水道以利排泄；当归补血汤益气补血，祛瘀生新，有利于促进肝细胞再生，并有增强利水之功。三方合用起到疏肝、健脾、利湿、扶正祛邪作用，故治疗肝硬化腹水有一定疗效。

　　临证用量择药不必拘泥，关键在于灵活得法，方取佳效。

　　【引自】胡强民.三合汤加减治疗肝硬化腹水16例.河北中医，2000，22(2)：112.

◆读案心悟

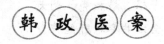

韩 政 医 案

　　王某，男，54岁。患者曾有慢性乙型肝炎病史10余年。近2个月来出现右胁胀痛，腹胀纳呆，小便短赤，下肢浮肿，按之没指，神疲乏力，面色晦暗，蜘蛛痣，肝掌明显，有移动性浊音，舌质红紫暗，有瘀点，苔腻，脉弦。B超提示：肝硬化腹水，脾大。肝功能检查提示：谷丙转氨酶86U，谷草转氨酶75U，总胆红素47U。白蛋白、球蛋白= 0.91：1。病毒性乙型肝炎表面抗原阳性。临床诊断为：肝硬化腹水，脾大。

　　【辨证】气血瘀滞，水湿内停。

【治法】软肝健脾，活血化瘀。

【处方】软肝化瘀通下汤加减：丹参30g，炙鳖甲15g，郁金15g，京赤芍15g，炙土鳖虫5g，炒枳壳9g，制大黄9g，大枣10g，车前子30g，冬瓜皮30g，猪苓30g，泽泻30g，白茅根30g，地耳草30g，干垂盆草30g，白术30g，茯苓30g。14剂，水煎服，早、晚各1次。

二诊：精神明显好转，尿量增多，胃纳尚可，腹胀减轻，自觉腹水减少。继服原方加冬虫夏草30g，蝼蛄9g，腹水草30g，金钱草30g，炒谷芽、麦芽各30g，枸杞子15g，制大黄增至12克。连服30剂，患者自觉诸症好转，下肢浮肿消退。复查肝功能：谷丙转氨酶、谷草转氨酶、总胆红素均已正常，白蛋白、球蛋白=1.02：1。B超复查提示肝硬化少量腹水，脾稍大。继以上方去干垂盆草、地耳草、金钱草，加北沙参15g，大麦冬15g，炮穿山甲9g，生牡蛎30g。服药30剂，复查肝功能全部正常，白蛋白、球蛋白=1.5：1，B超提示肝硬化腹水全部排除，脾基本正常。随访至今，病情稳定。

◆ 解析

方以大丹参、炙鳖甲、炙土鳖虫、郁金、京赤芍、白术、茯苓、大枣软肝健脾，活血化瘀，改善肝功能，提高免疫力；以猪苓、泽泻、冬瓜皮、车前子、白茅根、炒枳壳、制大黄利水消胀。诸药相合，全方共奏软肝健脾、活血化瘀、利水消胀之功效。总之，鼓胀一证，虚实夹杂，盘根错节，变化多端。若能把握病机，辨病结合辨证，在形体尚实之时，先攻而后调在正虚邪实并见之时，则攻补兼施，立方遣药需灵活变通，方能收到明显疗效。

◆ 读案心悟

【引自】韩政. 软肝化瘀通下汤治疗肝硬化腹水50例. 河南中医，2003，23(4)：27.

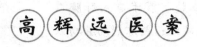

高辉远医案

崔某，男，56岁。1991年11月13日就诊。患者罹肝病9年余，腹胀尿少4个月，曾在医院诊断为肝硬化轻度腹水。经用中西药物治疗，症状有所好转。近因过劳，症状反复加重。症见面色灰暗，形体清瘦，腹部膨隆，腹壁静脉隐隐可见，叩之有移动性浊音，腹水征；神疲易倦，食欲缺乏无味，下肢轻度水肿；小便少，舌淡暗，苔白，脉沉弱。

【辨证】肝病传脾，脾虚湿盛。

【治法】健脾护肝，消症化瘀。

【处方】太子参10g，连皮茯苓15g，白术10g，陈皮8g，薏苡仁10g，厚朴10g，车前子10g，神曲10g，枳实10g，丹参15g，莪术10g，炙甘草5g。

每日1剂，早、晚分服。进药7剂，腹胀稍缓，小便较前增多，但午后下肢仍肿，神疲气短，苔薄白，脉细弱。原方去炙甘草、枳实，加川附子6g，大腹皮10g，冬瓜皮10g，再进7剂，诸症减轻。

患者要求带方回家继服，前后共进46剂药，后家属告知，患者腹胀已消，腹部变软，小便正常，饮食转好，体力亦有恢复。

◆ 解析

肝硬化多由湿热邪毒，或虫蛊、酒毒为害日久所致，乃本虚标实之证。本例为肝病传脾，脾虚健运失职，湿与瘀互结所致。遵仲景"见肝之病，知肝传脾，当先实脾"之旨，主以丹参、茯苓、白术、炙甘草补脾益气，培土以荣木，健脾以护肝；少佐陈皮理气行滞，使其补而勿壅；配神曲以消食调中。用太子参而不用党参者，乃因此病宜补而不宜燥，太子参

◆ 读案心悟

补而不燥，甚为合宜。肝为藏血之腑，但宜藏不宜瘀结，故用一味丹参功同四物，既可养肝，又有消瘀之力；三棱、莪术直入肝脾二经，活血祛瘀，以消症破结；茵陈则助异功以清热利湿，祛中焦湿邪，苦泄下降，又能引湿邪从小便而出。诸药合用，共奏健脾护肝、消症化瘀之功，乃取土厚木安之意。

【引自】于有山，等.高辉远临证验案精选.北京：学苑出版社，1995.

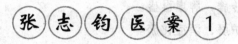

张志钧医案 ①

金某，男，43岁。平素嗜好饮酒，1年来腹胀满痛，胁肋隐痛，头晕乏力，心烦口干，嗳气频作。纳食甚少，失眠，尿少，舌红少津，脉弦细数。刻诊：形体消瘦，面色暗褐色，腹部胀大。当地县医院B超示轻度腹水。肝功能检查示中度受损。

【辨证】肝脾两虚，瘀血停滞。

【治法】养肝健脾，化瘀行水。

【处方】鹿衔草15g，半边莲15g，丹参20g，鳖甲（先煎）15g，薏苡仁20g，枳壳12g，酸枣仁12g，白术10g，何首乌12g，熟地黄12g，桃仁12g，生黄芪60g，陈皮6g，防己15g，陈葫芦壳30g，茯苓15g，益母草15g。

7剂。每日1剂，水煎，分2次温服。

二诊：药后尿量增多，腹胀胁痛减轻，头晕失眠改善，舌红少津，脉弦细数。仍按上法化裁。

【处方】鹿衔草15g，半边莲15g，丹参20g，鳖甲（先煎）15g，薏苡仁

> ## 名医小传
>
> 张志钧，男，江西中医学院教授，主任医师。他在学习中医理论的同时，还学习西医解剖、生理、病理等知识，以求中西医融会贯通。他擅长治疗内科脾胃病及肝胆病治疗，并取得了良好的治疗效果，赢得了广大患者的一致赞誉。在相关报刊上发表有关肝胆病治疗的论文多篇。

20g，防己15g，生黄芪100g，茯苓15g，益母草15g，陈皮6g，白术10g，大腹皮15g，合欢皮12g，枳壳10g。

7剂。每日1剂，水煎，分2次温服。

三诊：服药后诸症大减，尿量较前明显增多，腹胀满痛明显好转，头晕心烦，嗳气失眠诸症减轻，纳食增进，唯四肢乏力，舌暗红，脉细。前法化裁，重用黄芪120g。

【处方】鹿衔草15g，半边莲15g，丹参20g，鳖甲（先煎）15g，生黄芪120g，陈皮6g，白术10g，薏苡仁20g，益母草15g，熟地黄12g，鹿角胶（烊化、兑服）10g，紫河车10g，槟榔12g，砂仁（后下）5g。

7剂。每日1剂，水煎，分2次温服。

患者服药后诸恙皆安，由于家住外地令其带药，并嘱每2周复诊1次，在原方基础上加减化裁，经治3个月治疗腹胀症除，B超提示无腹水，肝功能检查正常。精神状态良好，饮食、睡眠正常。追踪观察近3年，患者上班已1年，根据症状间断服药（以原方为基础化裁）。

◆ 解析

此病本虚标实，病机复杂，临证多变，证候重叠交错，纵观全局，所谓"本虚"，涉及肝、脾、肾三脏，所谓"标实"仍以水停、气结、血瘀为主，正如《医门法律·胀病论》中所说"胀病亦不外水裹、气结、血瘀"。治宜养肝健脾，化瘀行水。方中鹿衔草、熟地黄、何首乌补养肝肾；黄芪、茯苓、白术、薏苡仁健脾利水；加防己、半边莲、陈葫芦壳、益母草利水消肿；桃仁、丹参、鳖甲活血化瘀。软坚散结；合欢皮、酸枣仁宁心安神；枳壳、大腹皮行气消胀肿；鹿角胶益精补血，配阿胶养血生血，配紫河车治虚劳羸。张老认为，黄芪生用可益气固表，为利水消肿要药，特别是肝硬化失代偿期，重用能收到利水不伤正之功。根据张老经验，补气为重要环

◆ 读案心悟

节，通利为佐，补可改善内脏功能，促进机体逐渐恢复。生黄芪用量渐增可达200g，为防止重用黄芪后发生中焦气壅、气滞等不良反应，宜配用陈皮类行气药，以全其功。大腹皮为利尿消肿除胀之要药，根据腹胀情况增量至30g。

【引自】张丽玲，等.张志钧验案精选.北京：学苑出版社，2006.

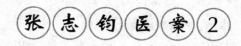

张志钧医案 ②

刘某，男，56岁。腹胀反复发作3年余，曾住院3次。经检查诊断为肝硬化腹水。患者近3个月来又觉腹胀且日渐加剧，饭后尤甚，时嗳气，得矢气则腹胀稍减，食欲缺乏，精神欠佳，平时尿量偏少色黄，虽药鲜效，而转请张老会诊。当时患者仍诉腹胀，食欲缺乏乏味，嗳气时作，口中黏腻不适，性情急躁，尿少而浑浊稍黄，大便软，一日2~3行，夹有未消化之食物。面色晦暗，形体偏瘦，右前胸部皮肤见蛛丝赤缕，腹大如臌，腹壁青筋显露，浊音随体位改变而移动，右上腹部可触及块物。舌质暗红、苔薄腻，脉弦稍涩。

【辨证】肝脾血瘀，肝郁湿滞。

【治法】活血化瘀，疏肝运脾除湿。

【处方】柴胡10g，当归12g，赤芍15g，川芎12g，白术10g，茯苓15g，泽泻10g，金银花6g，郁金10g，茜草12g，丹参10g，三七粉（冲服）5g，炙鳖甲15g，大腹皮15g。葫芦巴15g，广木香10g。

7剂。每日1剂，水煎，分2次温服。

另加：大黄䗪虫丸，每次3g，每日3次；金水宝胶囊，每次3粒，每日3次；氢氯噻嗪片，每次25mg，每日3次；氨苯蝶啶片，每次50mg，每日3次；此利尿药均每周服4天停3天。护肝片，每次4片，每日3次。

二诊：服药1周腹胀明显减轻，尿量每天1800~2000mL，食欲好转。效不更方，前方稍做出入，去泽泻、葫芦巴；加土鳖虫10g，生山楂30g。并继续服用上述中成药及护肝片，剂量、服法同前。改氢氯噻嗪及氨苯蝶啶各1片，每日2次。

三诊：上述中药稍做加减连服4周，西药利尿药第3周起停服，其他中成药及护肝药一直坚持配合服用。现腹胀基本消失，仅饭后或进食淀粉制品后稍觉腹中痞闷，腹水症除，尿量仍保持在2000mL左右，腻苔已化，今转为薄白苔。为巩固疗效改用柴芍香砂六君子汤加郁金15g，茜草12g，丹参15g，三七粉（冲服）3g，土鳖虫10g，白茅根20g。服用1个多月，诸症悉退，饮食，二便均正常，精神好转，体重增加。

◆ 解析

张老特别强调在鼓胀的中、后期要分清标本虚实和轻重主次。病情发展到这一阶段多为本虚标实，正虚邪实。治疗大法当以攻补兼施，扶正祛邪。在选择祛邪（逐水、化瘀）药物时不可过快过猛。扶正不可滋腻壅滞，否则不但不能取效而且会加重病情。张老的经验是利水多用茯苓、大腹皮、葫芦巴等；活血化瘀多选用桃红四物、丹参、土鳖虫、三七、生山楂等；软坚散结常用鳖甲；扶正多用党参、白术、怀山药、金水宝胶囊。对于肝血瘀滞、脾虚湿滞水停者多用桃红四物汤合当归芍药散作为基础方，随症加减，对肝硬化腹水常获满意疗效。

【引自】张丽玲，等.张志钧验案精选.北京：学苑出版社，2006.

◆ 读案心悟

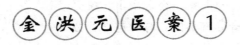

金 洪 元 医 案 ①

浦某，女，56岁。2006年6月4日初诊。身目黄染身痒3年。患者3年前开始身痒、身目黄染，在新疆某医院住院诊为"原发性胆汁淤积性肝硬化"。服熊去氧胆酸疗效不满意。总胆红素100μmol/L以上，皮肤瘙痒，小便黄，恶心，呃逆，乏力，舌暗红、苔薄白。来我院求中医治疗，刻下：身目黄染，皮肤瘙痒，面色晦暗，饮食恶心，舌暗红、舌苔薄白，脉滑弦。实验室检查：谷草转氨酶60U/L，谷丙转氨酶79U/L，谷氨酰转移酶112U/L，总胆红素102μmol/L。诊断：黄疸（原发性胆汁瘀积性肝硬化）。

【辨证】湿热瘀阻阴伤。

【治法】达郁化瘀，清化湿热，滋阴理气。

【处方】柴胡9g，北沙参12g，茵陈9g，丹参12g，香附9g，川厚朴9g，全瓜蒌12g，金钱草12g，西红花0.5g，泽泻12g，枳壳9g，生山栀9g，白花蛇舌草12g。

二诊：服7剂，全身不痒。尿黄。守法。

【处方】柴胡9g，郁金12g，赤芍、白芍各12g，丹参12g，牡蛎15g，鸡内金9g，生麦芽2g，西红花0.5g，北沙参12g，香附9g，茵陈9g，金钱草12g。

名医小传

金洪元，江苏省南京市人，教授，主任医师，享受政府特殊津贴。1962毕业于成都中医药大学。行医四十年来，始终勤求古训，博览名家，刻苦钻研，开拓创新，为人师表，建树颇丰。现任全国脾胃病专业委员会理事，首席中医药科学家。因其深厚的学术造诣和丰富的临床经验，深受广大患者的拥戴。

◆ 解析

金老认为，湿热阻滞，胆汁不循常道，溢于肌肤，发为黄疸，下注膀胱，则小便黄；湿热困阻中焦，脾胃升降失常则饮食恶心；湿热日久，则伤阴血，肌肤失养，故身痒，舌暗红。脉弦滑为湿热瘀阻之象。金老指出，理化检查，凡胆道酶高者皆有瘀阻，与所谓退黄必化瘀甚合，以总胆红素作为黄疸辨证治疗和疗效的标准。方中以柴胡、郁金、赤芍、白芍、西红花疏肝达郁；金钱草、茵陈、生山栀、全瓜蒌化痰通络退黄；北沙参防止伤阴，扶正不碍邪，祛邪防伤正。

◆ 读案心悟

【引自】马丽.金洪元内科临床经验集.北京：人民卫生出版社，2014.

肝胆病

名医验案解析

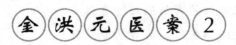

金洪元医案 2

袁某，男，36岁。2009年3月8日初诊。查出乙肝大三阳20年，未予系统治疗。近日，单位体检发现肝硬化。B超示肝硬化，脾大，门静脉内径 15mm。查肝功能：谷丙转氨酶60U/L，谷草转氨酶45U/L，总胆红素37.5μmol/L，非结合胆红素26.41μmol/L。血浆蛋白：总蛋白66g/L，白蛋白31.5g/L，球蛋白34.5g/L。血常规：白细胞计数$2.8×10^9$/L，血小板计数$21×10^9$/L，HBV-DNA＞1000copies/mL。刻下症见舌红、苔薄黄，脉细弦。诊断：肝积（乙型肝炎后肝硬化）。

【辨证】肝胃阴虚，湿瘀互结。

【治法】滋养肝胃，化瘀利湿。

【处方】柴胡9g，赤芍、白芍各12g，郁金12g，香附10g，川厚朴9g，陈皮9g，太子参12g，牡蛎15g，炒白术9g，茯苓12g，北沙参12g，泽泻12g，鸡内金9g，生麦芽9g，丹参、炙鳖甲各9g，生山楂9g，茵陈、香附各10g，冬虫夏草（另包研末冲服）2g。7剂，水煎服，每日1剂。

5月10日二诊：药后症平。复查肝功能正常，脾大，门静脉内径14mm，白细胞计数$3.1×10^9$/L。效不更方，原方继服。

2010年1月13日三诊：药后症平。复查肝功能正常，脾回缩，门静脉内径12mm，HBeAg、HBV-DNA皆转阴，血常规二系细胞大致正常。

◆ 解析

金教授认为，肝硬化的核心病机是阴虚肝郁。补肝肾之阴多以北沙参为主，该药不仅有滋阴之效，且兼益气健脾之功，合太子参、炒白术、茯苓，一药而两功兼备，颇合

◆ 读案心悟

仲景"见肝之病，当先实脾"之圣训。金教授疏肝多舍川楝子不用，认为该药有苦寒伤阴之弊，现代药理证明其有明确的肝毒性。金教授多代之以柴胡、香附。前者功专疏肝理气，实乃气病之总司；后者为血中之气药，除疏肝理气外，更兼活血止痛、利胆退黄之功。两药配伍疏肝理气，以复肝木条达之性。牡蛎、丹参、炙鳖甲活血软肝散结。本方滋养肝肾，疏肝理气，佐以化瘀利湿，软肝散结，屡屡取效。

【引自】马丽.金洪元内科临床经验集.北京：人民卫生出版社，2014.

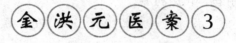

金洪元医案3

患者，女，32岁。有乙肝病史10年。2010年初因开始觉上腹部不适，神疲乏力倦怠，口苦，腹胀。肝功能示丙氨酸转移酶增高。B超示肝脾大，肝光点分布不均，血管走向不清晰，在本地肝病科诊断为乙肝后肝硬化，近因神疲肢软，倦怠乏力，口苦而黏，求治于中医。诊其面色苍白带灰，无光泽，消瘦，颈部皮肤有蜘蛛痣，无肝掌，下肢不肿，舌苔白腻，脉细弦。

【辨证】肝气郁结，湿热瘀滞。

【治法】疏肝运脾，解毒化瘀散结，益气扶正。

【处方】柴胡9g，赤芍、白芍各12g，丹参12g，香附9g，炙黄芪12g，川厚朴9g，枳壳9g，白花蛇舌草12g，鸡内金9g，生麦芽12g，牡蛎15g，太子参12g，炒白术9g，茯苓12g。

加服自备冬虫夏草5g及复方鳖甲软肝片，服用半个月后，诸症改善，嘱其坚持服药3个月后，肝功能正常，以后陆续来诊1年余，自觉症状明显好转、蜘蛛痣部分消退，目前仍在调理中。

◆ 解析　～ⓐ～ⓐ～　　　　　　　◆ 读案心悟

　　乙肝后肝硬化代偿期，属中医学"症瘕""积聚"范畴，究其病机，系气滞血瘀，脉络壅塞，或湿邪困脾，脾虚湿滞，清浊不分，隧道不通，水液停留。整个病理过程中，湿热疫毒留恋，肝郁脾虚，正气不足，瘀血阻滞，三者互为因果。方中冬虫夏草补虚益精气，与炙黄芪、太子参合用，扶正以祛邪，提高机体免疫功能；柴胡、香附、厚朴等疏肝达郁，行血中之气；丹参、赤芍，活血化瘀改善肝脏微循环，促进肝纤维化增生吸收；鸡内金、生麦芽醒脾开胃；白花蛇舌草清热解毒化湿；牡蛎软坚散结，补中寓消，刚柔相济，对改善症状、提高生存治疗颇有裨益。

【引自】马丽. 金洪元内科临床经验集. 北京：人民卫生出版社，2014.

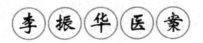

李 振 华 医 案

　　林某，女，45岁。2007—2009年因肝炎后肝硬化先后在两家医院治疗无效，遂来我院就诊。来时面色暗黑，神倦畏寒，而颈胸部有血痣，腹大胀满不舒，胸闷纳呆，双下肢浮肿，按之没指，尿色清。腹壁静脉曲张，叩诊移动性浊音，尿少不利，大便溏薄，一日3~4行。舌质胖淡紫，脉沉弦无力。B超：肝硬化，腹部移动性液性暗区，深约8cm。CT报告：肝硬化，肝体积缩小，脾大，大量腹水，门静脉内径15mm。诊断：肝积（肝硬化失代偿期）。

　　【辨证】脾肾阳虚，气滞血瘀。

　　【治法】温补脾肾，化气行水，佐以活血化瘀。

【处方】赤芍、当归、延胡索、茯苓、大腹皮、泽泻、砂仁各10g，熟附子、干姜各6g，黄芪、太子参各30g，桂枝8g，白术、鸡骨草、垂盆草各15g。

6剂，水煎服，每日1剂，分2次服。

二诊：服药后腹水去之近半，面色好转，腹胀感减轻，精神好转，双下肢浮肿已基本消退。食量已增，大便成形，小便量增多。舌淡稍胖，脉细弱。患者自我感觉良好，药已起效。守上方加鳖甲、龟甲各10g。继服15剂。

三诊：面色已转红润，精神明显好转，食欲大增，腹围缩小，腹水及双下肢浮肿消大半，小便量增，大便顺畅。舌淡稍胖，脉细。已能参加一般家务劳动。守二诊方，去干姜，加白芍15g，15剂。

四诊：复查B超腹水已消，双下肢已无浮肿，体力增强，食欲、面色正常，大便顺畅，小便量也可，脉细弱。续以健脾助运、养肝益肾、化浊行瘀之剂善后。

◆ 解析

肝硬化腹水往往表现为正气疲惫而邪浊壅滞。正气疲惫，既无祛邪之能，又无运药之力；邪浊壅滞，既能耗伤正气，更能阻碍气机正常运行。病程日久，或素体虚弱者，病机可出现脾肾阳虚。所以要注意攻补兼施，补虚不忘实，泻实不忘虚。常用黄芪、太子参、白术、茯苓等益气健脾，茯苓、大腹皮、泽泻、冬瓜皮等利水消肿；龟甲、鳖甲、三七、丹参、当归、沙参、白芍、川芎、延胡索等活血化瘀，滋阴软坚；牡丹皮、柴胡、鸡骨草、溪黄草、垂盆草等清热解毒，促使乙肝表面抗原转阴。若为脾肾阳虚致膀胱气化失司，水湿积聚，腹水顽固不去，则以熟附子、枸杞子、干姜、桂枝、砂仁等温阳散寒，以助利水。

◆ 读案心悟

【引自】贺兴东，等. 当代名老中医典型医案集·内科分册. 北京：人民卫生出版社，2014.

李凤翔医案

李某，男，50岁。1960年12月于内蒙古某医院内科病房会诊。主诉：腹胀、胁痛半年。病史：患者于7月因家中不和，工作不顺，心中忧虑而饮食逐渐减少。8月间即不断恶心，两胁作痛，胸腹胀满，周身乏力。经某医院化验检查，初步怀疑为无黄疸型肝炎。保肝疗法1个月，不见好转。于9月初住院。治疗经过：继用保肝疗法2个月，日益增重，腹部逐渐膨胀，身体消瘦，食欲较差。最后诊断：肝硬化后期腹水。

现在症状及治疗：腹大如瓮，青筋暴露，小便短少，腹满食不下，精神尚可，面憔悴，舌质有瘀斑、苔薄白，脉沉弦。此为肝郁气滞而血瘀，治当疏肝理气兼行瘀血。但因腹水较重，亟待解决，依"急则治标，缓则治本"的原则，先逐水而后治肝。

【辩证】肝胆疏泄失司。

【治法】清肝利胆，活血化瘀。

【处方】用十枣汤为末，得快下利后，再糜粥自养。甘遂、芫花、大戟各等份，共为细面，每剂3g，十枣煎汤送下。

服后3小时许，泻稀便1次，接着泄水约2碗，少顷又泄水1次。服药前后体重对照，相差约2.5kg。此后每晚服汤药1剂，连服2剂（香砂六君子汤去甘草）。隔日如上法又进十枣末3g，下水3.5kg。腹满大减，饮食大增，汗出小便利。3日后改用真武汤化气行水，连进10剂。体重比治疗前减少25kg，改用逍遥散加红花等疏肝活血之品，连服1个月而愈。随访2年，肝功能恢复正常，身体健康。

◆ 解析

水臌，因内里是水、外形如鼓而名。其致病之原因，不外乎水裹、气结、血凝三者。其属经不外肺、脾、肾三脏。脾的病变为最常引起胀满

◆ 读案心悟

的原因。其治疗大法是"开鬼门，洁净府，去菀陈莝"。此证已至中期，以脾胃为主。依"急则治标""土郁夺之"的原则，先下其水，以免泛滥成灾，此祛邪即为扶正。由于水积过多，胀势太重，内而膀胱，外而阴囊，相连紧急，阻塞道路，虽用利水之剂，苦无一线之通，迫不得已而用十枣末泻大便以逐其水。唯恐过攻伤正，又用香砂六君子汤去甘草，随下随补，目的是病已去而脾无恙，渐为调理，庶可得生，勿守利水之旧规。如果肿胀未盛，还是以利水为上策。病水已下2次约6kg，邪势已减，正气即复，应该是"衰其大半而止"。

【引自】罗增刚. 李凤翔临证经验集. 北京：学苑出版社，2007.

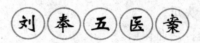

刘奉五医案

郑某，男，36岁。1999年10月7日初诊。患肝硬化已近2年，曾2次住院治疗，出院未及匝月，腹部又渐胀大，朝宽暮急，面色萎黄黧黑，四肢枯瘦，足跗浮肿，胃呆少纳，口中渴，不欲饮，倦怠无力，语声低怯，大便溏薄，日一二行，小溲较少。脉象细弱，舌淡胖、边有齿痕、苔白。单腹胀之疾也，病在中州。

【辨证】气虚湿阻。

【治法】补气健脾，祛湿消胀。

【处方】潞党参20g，苍术、白术、大腹皮、上广陈皮、建泽泻各10g，生黄芪、怀山药各15g，云茯苓30g，川厚朴5g，沉香片、炙甘草各3g。7剂。

10月14日二诊：仍从前方气滞湿阻论治，方选六君子汤合胃苓汤出入，药后颇合病机，腹胀渐宽，足跗之肿亦消，胃纳渐增，神情日振，大便亦渐成形。药既应手，前方更进一筹。原方中党参加至30g，黄芪加至20g，另加草豆蔻5g。7剂。

三诊：主诉因胃纳迭增，饮食自倍而致一度腹胀便溏，经禁食后现腹胀已消，仍服14日方7剂。此后加用过淡附子、西砂仁、薏苡仁等，症情稳定。

四诊：自觉无所苦，改用丸药调理：早晚各服六君子丸10g，中午服实脾散6g，至2000年3月停药，未再复发。

◆ 解析

肝硬化一证，相似于中医学的"单腹胀""胀满""鼓胀"范畴。就本例而言，患肝硬化后，迭经治疗而仍反复发作，中间2次住院，并进理气利湿乃至逐水汤药多剂，症情从未稳定。接诊后，分析其病机为中虚气滞湿阻，本虚标实，往昔治标不及本，以致辗转两载而不愈，经修改治疗方案，采取"塞因塞用"法，根据《景岳全书·肿胀》中"第凡病肿胀者，最多虚证……使非培补元气，速救根本，则轻者必重，重者必危矣"的指示，方选六君子汤加黄芪、山药以培土固本，胃苓汤健脾渗湿以治标，连续三诊，中气来复，诸恙悉减。四诊时遵照《兰室秘藏·中满腹胀论》中关于"胃中寒则胀满，或脏寒生满病"的论述，加入附子以温脾，此后脾阳日复，阴霾日散，症情终于稳定。

【引自】王少华.中医临证求实.北京：人民卫生出版社，2006.

◆ 读案心悟

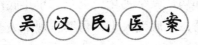

吴 汉 民 医 案

杨某，男，26岁。1993年1月29日初诊。患者1985年因急性乙型肝炎住院，其后不时反复，肝功能常见异常，延至1992年8月，四肢渐瘦而肚腹胀大，并3次大量呕血便血，经某市传染病医院极力抢救出血止，但腹水日增，不时咳嗽。西医诊断：慢性乙型肝炎肝硬化，巨脾，门静脉高压，腹水，消化道出血，并左上肺浸润型结核（活动期）。现症：精神萎疲，四肢消瘦，腹部膨隆，肝肋下及边，质中硬，脾肋下平脐，质硬，上腹静脉明显显露，下肢轻度凹陷性水肿。苔白，舌色淡红，脉细。血常规：血红蛋白70g/L，红细胞2.6×10^{12}/L，白细胞计数3.5×10^9/L，中性粒细胞0.73，淋巴细胞0.01。B超提示肝硬化、胆囊壁水肿、巨脾、腹水、门脉高压。X线胸片报告肺结核。患者慢活肝10余年，正气日衰，瘀浊内生，发为症积，渐为臌胀，脾不统血，呕血便血，又加痨虫侵袭，合并肺结核。斯时正气极度虚弱，而病邪殊盛，随时有出血、肝肾衰竭、昏迷、阴阳离决之险。

【辨证】脾虚湿阻，血瘀阻络。

【治法】大补气血，扶正化毒，佐以化瘀通络。

【处方】绞股蓝30g，银杏叶6g，桑寄生15g，土茯苓20g，郁金12g，枳壳10g，白芍15g，白术15g，丹参30g，鸡内金15g，紫河车15g，三七10g，制守宫5g，西洋参20g。

每日1剂，水煎，2次分服，3个月为1个疗程，一般2个疗程。病情稳定后，以基本方加紫河车等，研细末制丸，每服3～4g，日服3次，连服3个月。或单以绞股蓝煎汤频饮，每日50～80g，连用3个月。或以绞股蓝煎汤送服丸药。

另输白蛋白、鲜血，纠正水、电解质失衡，且治疗结核。4月下旬，腹水已退，谷丙转氨酶、白蛋白、球蛋白比例正常，肺部病灶吸收好转。

4月29日，外科及时做脾切除加断流手术，切除脾，结扎胃底静脉。术后情况平稳。后以基本方加西洋参、炮穿山甲、紫河车、制守宫诸药研细末，制丸，每服4g，日服3次。未及1个月，食欲旺盛，精神大振，面色见好。3个月后，体重较出院时增加6kg以上。治疗时一直用治疗结核药，未见不良反应。在脾切除之后，仅以此方配合丸剂，精神、食欲很快恢复正常，抗HBc-IgM转阴性，肺部病灶硬结钙化。至第二年年底停药。从1994年下半年开始上班，次年初结婚，年底爱人生一男婴。现本人全身情况较好，其子发育情况未见异常。

◆**解析** ❀ ❀ ❀

◆**读案心悟**

肝炎后肝硬化，属中医学"臌胀""症积"等范畴。其发病常因急性肝炎未能彻底治愈，以致湿热毒邪久蕴肝络，肝之疏泄失常，渐至肝脾肾俱损，气滞血瘀，病邪深伏，湿热与瘀血胶固，瘀阻肝络使肝变化，留于胁下而脾大发为症积。随着病情进展，气血水搏结，而致鼓胀。绞银汤正是根据这个理论而设计的。绞银汤中绞股蓝、银杏叶为主药。该药既有补益强壮作用，又能清热解毒，增强机体免疫功能，能清除体内自由基，清除肝炎病毒，有利于肝病的恢复。银杏叶所含黄酮能促进动脉血管灌流，改善血管通透性，并增进静脉环流，亦有明显清除自由基、抗肝炎病毒、抗肿瘤、抗衰老、延年益寿的作用。绞银同用，彼此配合，相得益彰。增桑寄生补肾通络；郁金、枳壳、丹参理气活血、养血凉血；白芍、白术疏肝健脾；土茯苓化湿解毒。全方能大补气血，扶正化毒，化瘀通络，故收效满意。肝炎后肝硬化病情复杂，变化多端，远非一方一药所能胜任，临床当辨证辨病结合，既要有基本思路，又要有应变手段，方能收理想效果。

【引自】吴汉民."绞银汤"治疗肝炎后肝硬化45例.江苏中医，1998，19(3)：22—23.

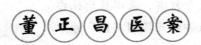

董 正 昌 医 案

宋某，男，60岁。1998年6月10日初诊。30年前曾患黄疸型肝炎，已治愈，3个月前出现乏力，肝区疼痛，腹胀，食少。肝胆脾超声示：肝弥漫性病变，脾厚度54mm。乙肝三系示：HBsAg（＋），HBeAg（＋），谷丙转氨酶82U/L，白蛋白38g/L，球蛋白36g/L。诊断：早期肝硬化。长期服用西药无效，遂求中医诊治。症见：面色黧黑，身困乏力，肝区痛，劳累后加重，腹胀，食少，眼干涩，舌质暗红、苔薄黄，脉沉细弦。

【辨证】肝郁脾虚，气滞血瘀，热毒内蕴。

【治法】疏肝解郁，健脾益气，活血通络，软坚散结，兼以扶正驱毒。

【处方】散结消症散：白干参50g，水蛭50g，川芎60g，郁金60g，三七50g，沉香30g，炮山甲珠50g，制鳖甲50g，鸡内金60g，砂仁40g，土鳖虫50g，炒白术60g，牡丹皮60g，紫河车30g，延胡索40g，九香虫30g，蜂房30g，重楼30g，羚羊角（代）10g。

上药共为细末，每次5g，1日3次，开水冲服。服用3个月。临床症状明显减轻。脾厚缩小为42mm，谷丙转氨酶降至30U/L。又坚持服用一年半，临床症状消失，检查肝功能正常，脾厚37mm，HBsAg转阴，临床治愈。

名医小传

董正昌，河南省鹤壁市人，中医科主任医师。河南省中医学院毕业，并在北京、郑州等地进修。临床40年，积累大量的经验，擅长用中医药治疗肝胆疾病。他博览名家、刻苦创新，从事中西医结合治疗肝病的实验与临床研究三十余年，探索出一条以中医为主治疗肝病的新思路。因医术精湛，深受广大患者的拥戴，多次发表学术论文。

◆ 解析

本方作者认为，针对肝硬化的病机，治疗当以疏肝健脾、活血化瘀、软坚散结、扶正祛邪为法，如系病毒性肝炎导致者，兼以扶正托毒、祛邪外出，自拟消症散即据此原则而设。方中人参、白术益气健脾，紫河车温阳补肾以固本；三七、郁金、川芎、水蛭、延胡索、牡丹皮、土

◆ 读案心悟

肝胆病

名医验案解析

鳖虫、九香虫、砂仁活血化瘀理气。药理研究证明：活血化瘀药具有扩张血管、改善微循环、降低血液黏稠度、降低门静脉压力、抗纤维化作用，其中三七、郁金、土鳖虫、牡丹皮具有抗肝损伤、促进肝细胞再生、降酶降纤、提高白蛋白合成的作用，郁金、三七并具有促排胆汁作用，三七同时具有抗凝血作用，土鳖虫还具有抗肿瘤作用；炮穿山甲、鸡内金活血通络，软坚散结。药理研究证明：炮穿山甲、鳖甲能抑制结缔组织增生，提高血浆白蛋白，提高机体免疫功能，并具有抗癌作用，鸡内金消磨之力甚强，并能通血，两者相合，破血消积治疾症瘕，功效益著。蜂房攻毒消肿，羚羊角（代）凉肝息风，清热解毒，与人参相伍具有解毒外出的作用。

【引自】董正昌，郝现军.自拟散结消症散治疗早期肝硬化200例.实用中医内科杂志，2005，19(6)：547.

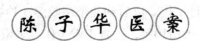

陈子华医案

黄某，41岁。1972年7月14日就诊。1962年患无黄疸型急性传染性肝炎，经北京某医院中西医治疗2年多，肝功能正常上班。1969年突发上消化道出血，经输血等治愈。1970年又出现肝炎症状，经北京某医院检验示肝功能不正常，诊断为迁延性肝炎。经用中西药治疗1年多，症状不减，肝功能化验越来越不好，面部及手背出现蜘蛛痣，肝未触及。诊断：早期肝硬化，经治无效而转来我院诊治。现症：右胁疼痛，不思饮食，倦怠乏力，形体消瘦，面色晦暗，面部鼻子头有血丝缕（蜘蛛痣），手掌发红，严重失眠，腹胀迟消，大便溏软。查肝功能：麝香草酚浊度试验＞20U，麝香草酚絮状试验（＋＋＋＋），谷丙转氨酶600U/L，澳抗弱阳性。舌质略红、苔厚实微黄、中有剥脱，脉滑数，左脉略有弦象。

【辨证】肝郁犯胃，中湿不化，心神不宁。

【治法】调肝和胃，佐以安神。

【处方】燮枢汤加减：柴胡12g，黄芩12g，炒川楝子9g，皂角刺6g，白蒺藜12g，茜草12g，决明子9g，焦山楂、焦神曲、焦麦芽、焦槟榔各9g，香谷芽9g，青皮、陈皮各9g，草豆蔻9g，炒莱菔子10g，片姜黄10g，珍珠母（先煎）30g。6剂。

将上药用清水浸泡30分钟，每剂煎煮2次，每次煎煮30分钟，将2次所煎得药液混合。每日1剂，分2次于饭后1小时温服。

二诊、三诊：诸症略有减轻，均以上方加减治疗。

8月11日四诊：右胸胁痛已有间断，食纳渐增，大便仍软，有头重腿沉之感。舌苔已化薄尚略黄，剥脱处已见新生之薄苔，脉同前。

【处方】柴胡12g，泽泻10g，黄芩9g，白蒺藜12g，红花9g，刘寄奴9g，桃仁9g，当归6g，赤芍、白芍各15g，川续断15g，茜草9g，栀子6g，焦神曲12g，草豆蔻9g，芦荟末0.3g（装胶囊分2次随汤药服），6剂。以后均以此方随症加减。

1973年还加服"五芦散"2料（每料服约半个月）。口腔有溃疡时，增加生石膏、连翘、玄参等。腰腿痛时，增加独活、威灵仙、附子等。以燮枢汤加减，服至1973年5月下旬，不但诸症消退，人已渐壮实，肝功能检验亦完全恢复正常。

1974年1月试作半日工作。以后到几个医院多次检查肝功能均正常，于12月恢复正常工作。以后随访10年，一直正常工作，未发作过肝胆病。

◆ 解析

本方是我国著名中医临床学家焦树德教授临证经验方。方中柴胡升清阳，黄芩降浊阴，一升一阵，能调转燮理阴阳升降之枢机，共为君药。半夏辛温善除中焦逆气而燥湿和胃健脾；白蒺藜苦辛而温，宣肺之滞，疏肝之郁，下气和血；川楝子苦寒入肝，清肝热、行肝气而止胁腹痛；红花辛温活血通经，并能和血调血，四药共为臣药。片姜黄辛

◆ 读案心悟

苦性温，行血中气滞，治心腹结积、痞满胀痛；皂角刺辛温，开结行滞，化痰祛瘀，破坚除积；刘寄奴苦温而辛，破瘀消积、行血散肿；炒莱菔子辛甘性平，理气消胀，配焦四仙助消化而除胀满，运中焦而健脾胃，为佐药。泽泻入肝肾，能行在下之水，使之随清气而上升，复使在上之水随气通调而下泻，能泄肝肾水湿火热之邪，而助阴阳升降之机，为使药。本方功擅理气、活血、消痞，对于慢性肝炎、早期肝硬化确有良效，但须掌握其适应证，不可妄投。盖因本方总属消导之剂，每易伤气耗血，损伤肝脏，故急证或虚实夹杂证均非所宜。《金匮要略》中有云："见肝之病，知肝传脾，当先实脾"，故于方中伍入生黄芪、白术、山药之属，收效更佳。

【引自】单书健，陈子华.古今名医临证金鉴·黄疸胁痛臌胀卷.北京：中国中医药出版社，2010.

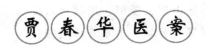

王某，男，46岁。1999年3月在某三甲医院诊断为肝硬化，生化检查：谷丙转氨酶49U/L，谷草转氨酶46U/L；B超示弥漫性肝硬化，脾大。多方治疗未果，遂求诊于贾春华教授。刻见：患者倦怠乏力，胸胁胀满，不思饮食，大便偏干，面色萎黄，舌质紫暗有瘀斑，脉弦涩。

【辨证】瘀血阻滞，气虚运化失司。

【治法】养血柔肝，佐以健脾养胃。

【处方】柴胡10g，黄芩10g，半夏10g，茯苓30g，白术10g，穿山甲5g，鳖甲6g，黄芪30g，虎杖15g，当归15g，白芍15g，砂仁10g，甘草6g。

将上药用清水浸泡30分钟，每剂煎煮2次，每次煎煮30分钟，将2次所煎得药液混合。每日1剂，分2次于饭后1小时温服。同时用所煎药渣热敷肝区，每每效验。

并嘱其用药渣热敷肝区。复诊时症状减轻，原方随症加减，续服百余剂，诸症消失。在某三甲医院查肝功能，谷丙转氨酶38U/L，谷草转氨酶24U/L；B超示肝胆脾胰未见异常。

◆解析

本方是师从我国伤寒大师刘渡舟先生的贾春华教授治疗肝硬化的经验方。贾教授认为，治疗肝硬化务必要审病因、查病性、抓主症、适攻补。大抵来说，根据病机演变过程中正虚邪盛的趋势，或攻或补，或攻补兼施并行，权衡斟酌治之，既无伤正之忧，又无留邪之虑；因肝为刚脏，主疏泄，性喜条达，体阴用阳，非柔不克，故强调柔肝为治疗大法，疏肝、滋肝、软肝兼而用之，并贯穿治疗的始终；同时不忘"见肝之病，知肝传脾，当先实脾"，且特别重视顾护胃气。方中柴胡、白芍疏肝柔肝，当归养血柔肝，穿山甲、鳖甲、虎杖活血软肝，茯苓、白术调理脾胃，黄芩、半夏清热燥湿。全方共奏柔肝除邪之功。总之，临证掌握本病虚实错杂的病机，明辨邪正的盛衰，掌握攻补的法度，不失为治疗本病的关键。

【引自】刘燕玲，等.专科专病名医临证经验丛书·肝胆病.北京：人民卫生出版社，2006.

◆读案心悟

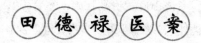

李某，男，39岁。2005年6月13日就诊。患者自诉右胁下有不适感，时

有疼痛隐隐，偶有针刺感，脘腹胀满，食欲较差，知饥不食，大便偏稀不成形，小便淡黄。观其面色略暗发青，情绪易低落，近坐则闻及酒精味，舌胖大有齿痕，色暗，苔白腻，脉弦无力。问知患者自18岁开始饮酒，每日平均250mL。半年前诊断为酒精性肝硬化后，饮酒减少，但不能戒除，每日仍饮60～90mL。此次查B超示：肝回声增粗增强，分布不均匀，诊断为酒精性肝硬化。查肝功能：谷丙转氨酶69U/L，谷草转氨酶150U/L。

【辨证】肝郁脾虚，土虚木克，气滞血瘀湿阻。

【治法】疏肝健脾化湿，行气活血。

【处方】调肝理脾方加减：柴胡12g，白芍10g，当归10g，土茯苓10g，益母草30g，山药15g，葛花10g，枳椇子10g，桃仁10g，红花6g，党参10g，炒白术10g。

将上药用清水浸泡30分钟，每剂煎煮2次，每次煎煮30分钟，将2次所煎得药液混合。每日1剂，分2次于饭后1小时温服。14剂。并进行心理疏导，劝其减少饮酒，增加锻炼，保持乐观积极心态。

6月21日二诊：患者诉服药后胁下及脘腹胀满减轻，食欲有所增加，大便成形，查舌色淡红，胖大齿痕，苔白略厚，脉弦缓。复查肝功能示谷丙转氨酶42U/L，谷草转氨酶63U/L，患者治疗信心增加。前方稍事加减续服14剂后，复查肝功能正常。处以成药逍遥丸善后，半年后复查肝功能正常，B超示肝回声稍增强，分布欠均匀。

◆ 解析

本方是北京中医院田德禄教授治疗酒精性肝病的经验方。在酒精性肝病的病机演变过程中，肝脾两脏有着重要的作用。肝体阴而用阳，肝之体阴为血，肝之用阳为气，肝藏血，主疏泄、性喜条达；脾属土，主运化，为气血生化之源。肝木与脾土生理上互相联系，病理上相互影响。在酒精性肝病的发展过程中，肝脾失调的病理状态始终存在，气滞、血瘀、痰

◆ 读案心悟

（湿）都是在此状态下产生的病理产物，因此田教授提出了调肝理脾加解酒药物治疗本病的法则。调肝，即根据肝体阴而用阳特性，既重视补肝柔肝护其体，又要疏肝理气调其用。理脾也包含了补脾气和健脾运两个方面，补脾气，可扶助正气，增强抗病能力；健脾运，可使水湿、痰浊运化，邪实自退。从而制定了调肝理脾方（主要由柴胡、白芍、益母草、土茯苓、黄芪等药物组成）。

【引自】马卫国，张良，叶永安. 田德禄教授治疗酒精性肝病的经验探讨. 中西医结合肝病杂志，2007，17(2)：111-112.

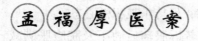

孟福厚医案

名医小传

孟福厚，汉族，1937年11月出生，甘肃秦安县人。1965年毕业于成都中医学院，1966年支援边疆，任新疆沙湾县人民医院主治医师，1989年9月调新疆昌吉回族自治州中医医院工作至今，肝病专科主任、主任医师。他幼习医史，立志创新，执医30多年，在临床、教学科研工作中业绩卓著。现任《中国医药荟萃丛书》副主编。

姜某，男，68岁。2000年8月12日入院。患者10年前患急性黄疸型肝炎，治愈后一直未予重视，1999年7月18日始觉脘腹胀满连及右肋不适，后渐尿少，双下肢浮肿，食欲缺乏，乏力，腹鼓胀。入院时查体：神志清，巩膜无黄染，面色黧黑，蛛丝赤缕，胁下瘀斑，心肺（-），腹膨隆，腹围96cm。肝肋下2.5cm，质中等，脾肋下10cm质硬，腹水征阳性，双下肢凹陷性水肿。肝功能：麝香草酚浊度试验121U，麝香草酚絮状试验（＋＋＋）；白蛋白/球蛋白＝30/36，谷丙转氨酶120U/L，HBsAg（＋）1/128。B超提示肝硬化腹水（中量），胆囊壁水肿，脾大；CT检查报告：肝硬化腹水，肝右B叶边缘处一囊肿直径4.5cm；病理诊断：肝癌，脾大6个肋单位，舌质腻紫，脉细涩。

【辨证】瘀血阻络。

【治法】健脾疏肝，活血化瘀。

【处方】"黑虎丹合剂"：生黄芪50g，白术35g，当归15g，赤芍15g，柴胡10g，枳实15g，香附15g，丹参15g，炮甲珠30g，三七10g，桃仁10g，土鳖虫10g，炒大黄10g，鳖甲珠30g，阿胶30g，金牡蛎30g，山慈菇30g，虎杖15g，藏茵陈30g，炒黑牵牛子15g，猪苓15g，醋三棱20g，莪术15g，穿山甲20g。

每日1剂，水煎服2次服。同时服小剂量利尿药3～5天，静脉滴注白蛋白5g×4天，辅以食疗。10天后腹水消退，以静脉滴注复方丹参、14氨基酸等，于11月16日复查肝功能：麝香草酚浊度试验、麝香草酚絮状试验均正常，白蛋白/球蛋白＝40/28，谷丙转氨酶正常，HBsAg（＋）1/6，B超探查无腹水，测腹围76cm，于12月18日以临床好转出院。出院后改服"肝舒宝"浓缩丸续服3个月，于2001年4月10日复查肝功能正常，HBsAg（－）1/8，B超探查无腹水，CT检查报告：肝表面较光滑，肝右B叶边缘处囊肿消失，肝实质密度均匀，脾略大。经访现已75岁，一切正常。

◆ 解析

强力黑虎丹合剂是新疆昌吉市松龄中医院治疗肝硬化腹水的经验方。该方取黄芪、白术、当归、赤芍益气健脾、补血散瘀；柴胡、枳实、香附疏肝升阳，行脾消痞，疏肝达郁，合桃仁、丹参、炮甲珠、三七、土鳖虫活血逐瘀，软化肝脾；炒大黄、鳖甲珠、阿胶、金牡蛎泄热导滞，滋阴养血，软结散结；山慈菇、虎杖、藏茵陈、炒黑牵牛子、猪苓清毒利湿，护肝利胆，行滞利水。全方针对肝硬化腹水，肝、脾、肾功能失调，气、血、水互结的病机，虽未用峻下逐水药，但利水效果显著，临床疗效确切。

【引自】孟福厚，海国宾."强力黑虎丹合剂"治疗肝硬化腹水. 中外健康文摘·医药学刊，2007，4(9)：123-124.

◆ 读案心悟

患者，女，63岁。2003年4月22日初诊。患慢性乙型肝炎12年，肝硬化失代偿1年。患者10余年前因"胁痛、乏力、食欲缺乏"住院诊断为"慢性乙型肝炎"，保肝治疗后好转出院，其后间断服药。1年前因腹部胀满，双下肢水肿，小便减少，住院诊断：慢性乙型肝炎、肝炎后肝硬化、肝硬化失代偿。经使用利尿药及补充人血白蛋白、氨基酸、维生素等支持疗法后好转出院，但其后腹水反复出现，肝功能改善不理想，每2～3个月即需住院治疗，一直服用利尿药。2003年4月22日前来就诊，就诊时患者面色晦暗，形体消瘦，神倦乏力，腹部胀满，右胁胀痛或刺痛，夜寐不宁多梦，手足心热，口咽干燥，大便2日一行，舌暗红少苔，舌下脉络怒张，脉细弦。实验室检查：谷丙转氨酶156U/L，谷草转氨酶78U/L，总胆红素34μmol/L，直接胆红素27μmol/L，白蛋白25g/L，球蛋白35g/L，"乙肝两对半"为"大三阳"；B超示肝包膜欠光滑，光点分布不均，肝内管道走行欠清晰，门静脉内径14mm，脾厚45mm，腹腔内有液性暗区。中医诊断：鼓胀。

【辨证】气阴两虚，水湿瘀滞。

【治法】益气养血，攻逐水湿。

【处方】新加黄龙汤加减：太子参20g，玄参15g，麦冬10g，生地黄15g，大黄6g，茵陈10g，白术10g，茯苓15g，猪苓20g，车前子20g，陈皮10g，首乌藤15g，合欢皮15g，甘草3g，麦芽15g，生姜3片。

水煎服，每日1剂。7剂。常法煎服。同时嘱其继续服用螺内酯，饮食予清淡少盐，甲鱼、海参炖汤经常食用。服完上药后，患者小便量增加，饮食增加，精神好转，大便稀溏，每日一行，继服7剂。药后症见患者双下肢肿消，嘱其减服螺内酯次数。上方去大黄、车前子、首乌藤、合欢皮，酌加赤芍、佛手、莪术等活血软肝之品。服药3个月，复查肝功能明显好转，B超示腹腔内已无液性暗区。停服利尿药，中药仍以上方为基础方，随症

肝胆病 名医验案解析

加减继服6个月，患者体力增加，能从事家务劳动，面色转润。服药1年后复查肝功能：谷丙转氨酶38U/L，谷草转氨酶30U/L，总胆红素11μmol/L，白蛋白30g/L，球蛋白32g/L；B超示肝损伤，门静脉内径11mm，脾厚40mm。随访3年病情稳定。

◆ 解析

新加黄龙汤出自清代著名温病学家吴鞠通《温病条辨》。全方由人参、玄参、麦冬、生地黄、大黄、芒硝、海参、姜汁、当归、甘草组成，方中以增液汤（玄参、麦冬、生地黄）滋阴增液，承气汤（大黄、芒硝）攻下腑实，海参滋阴补液，人参补气，姜汁宣通气分，当归宣通血分，甘草调和诸药。全方共奏补益气阴、攻下腑实之功。对于肝硬化患者的治疗应用中，应根据本虚与标实兼顾苦寒攻下药与补益气阴药的用量。

【引自】陈文慧. 新加减黄龙汤治疗肝硬化腹水. 江苏中医药2008，40(3)：8-9.

◆ 读案心悟

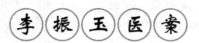
李振玉医案

吴某，女，62岁。2001年9月11日来诊。乙型肝炎病史20余年，肝硬化腹水2余年。患者面色黧黑，浮肿腹大胀满，脘痞食欲缺乏，双下肢浮肿，神倦乏力，大便稀，小便少，舌淡有齿痕、苔白滑，脉沉迟。B超示肝形体略小，门静脉内径1.5cm，脾厚5.6cm，腹水。肝功能检查：谷丙转氨酶62U/L，谷草转氨酶54U/L，白蛋白35.5g/L，球蛋白33.5g/L，白蛋白/球蛋白＝1.08。诊断：鼓胀、肝硬化腹水。

【辨证】脾肾两虚，水邪内停。

【治法】健脾温肾并利水湿。

【处方】白玉消胀汤加减：茯苓30g，玉米须30g，抽葫芦10g，白茅根30g，冬瓜皮30g，大腹皮10g，益母草15g，车前草15g，附子10g，干姜5g，土鳖虫10g，茜草10g，川楝子10g，延胡索10g，紫菀10g，枳实10g。

水煎服，每日1剂。服药3剂，小便渐多，腹胀略消。继服6剂后，腹胀逐渐减轻，下肢水肿渐消。舌质变红、苔淡黄，去附子、干姜，加人参10g，黄芪15g，继服。以后随症加减，辨证施药，细心调护，经60余天治疗，腹水全消，症状好转。

◆ 解析

此方是刘渡舟教授的经验方。此方"专用于肿胀大证投补药无效，而不能峻攻之时"。方中紫菀温润上焦，宣肺化痰；茯苓、延胡索、枳壳、川楝子行气宽中；玉米须、抽葫芦、大腹皮、车前草、白茅根、冬瓜皮利水消肿以利三焦；茜草、益母草、土鳖虫活血助疏利小便。综合全方，上利肺气行治节，中补脾土以运水湿，下开水府畅三焦。祛邪而不伤正，临床用之每获奇效。

【引自】李振玉，周中辰，高宗娣. 白玉消胀汤治疗肝硬化腹水. 山东中医杂志，2004，23(2)：92.

◆ 读案心悟

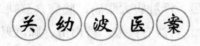

关 幼 波 医 案

顾某，女，64岁。1991年1月14日初诊。主诉：腹胀、下肢肿、尿少月余。现病史：患者半年来食欲缺乏，1个月前发热后尿量减少，腹部胀大，下肢浮肿。现症：口干口苦，食欲缺乏，胃脘作胀，食后更甚，轻度喘咳，气短，胸满而闷，两胁肋胀痛引腋窝，时或胸腹掣痛，少腹满，尿少而黄，下肢浮肿，大便如常。既往史：10年前曾患肝炎已愈。检查：发育营养较差，体瘦，心（－），呼吸音弱，腹部膨隆，腹壁青筋显露，腹围82cm，有明显移动性浊音，肝脾未触及，腰及下肢有可凹性水肿。X线胸透：左侧胸腔中等积液，心脏向右移位。实验室检查：麝香草酚浊度试验12U，白蛋白/球蛋白＝2.98/3.27。舌象：舌苔白腻。脉象：弦滑。西医诊断：肝硬化腹水，伴有左侧胸腔积液。

【辨证】湿热内蕴，湿重热轻，水湿冷滥。

【治法】健脾利湿，清热化痰，软坚散结。

【处方】生黄芪50g，当归10g，白术10g，茵陈30g，杏仁10g，橘红10g，茯苓30g，赤芍15g，白芍15g，泽兰20g，香附10g，藕节10g，车前子15g，木瓜10g，厚朴15g，生姜3g，大腹皮10g，丹参15g。

水煎服，每日1剂。治疗经过：以上方为主，随证略有加减，服药80剂，喘咳已平，胸腹胀满消失，食睡均佳，二便正常，无任何不适，唯有下午及晚间仍有轻度浮肿。检查：两肺呼吸音正常，腹水及胸腔积液消失，腹围73cm，肝脾未触及，下肢不肿。实验室检查：麝香草酚浊度试验4U，黄疸指数15μmol/L，高田反应（－），白蛋白/球蛋白＝3.62/3.31，继续观察。

◆ 解析

方中以当归补血汤为君，赤芍、白芍、泽兰、丹参、香附、藕节佐之。君药重用黄芪，补气扶正以帅血行，更能走皮肤之湿而消肿，可重用30～150g无任何不良反应。赤芍、白芍味酸入肝，凉血活血，为缓急止痛养肝之要药。丹参功同四物，能养能行；泽兰善通肝脾之血脉，活血不伤正，养血不滋腻，胎前产后均可应用，药力在中焦，横向运行，与桃仁、红花不同，对所说"门静脉循环障碍"确有通

◆ 读案心悟

达之功。香附、藕节为血中气药，气血兼行，藕节还兼有开胃之长。臣以白术、茯苓健脾运湿，以杏仁、木瓜、橘红、厚朴、腹皮、茵陈、车前子为佐。杏仁、橘红辛开苦降，醒脾开胃，通利三焦，化痰和中。木瓜味酸，调胃不伤脾，疏肝不伤气，柔肝止痛，为调和肝胃之要药。厚朴、腹皮行气利水而消胀。茵陈、车前子清热祛湿，利水消肿而不伤阴，有黄无黄均可用之。少佐生姜辛温醒脾，为方中之使药。此方药性力求平和，无峻猛之品，立意于"疏其血气，令其条达，而致和平"。方中包括了补气养血扶正、行气活血、健脾利湿、清热化痰、利水消肿诸法，临证加减化裁，用之得心应手。

【引自】赵伯智.关幼波肝病杂病论.北京：中国医药科技出版社，1994.

第六章　细菌性肝脓肿

　　由细菌感染所致肝局灶性化脓性病变称为细菌性肝脓肿。根据感染途径的不同，可分为胆管炎性和非胆管炎性两种。前者为细菌逆行感染至肝，是临床常见的菌性肝脓肿类型。后者继发于某些感染、炎症，如化脓性阑尾炎、急性胰腺炎等通过门静脉途径感染，或邻近脏器化脓性病灶直接波及肝等。常见的病原菌为革兰阴性菌，如大肠埃希菌、类链球菌、变形杆菌等，在我国金黄色葡萄球菌亦常见。细菌性肝脓肿临床以寒战高热、肝区痛、恶心、呕吐等为主要症状，多数患者出现肝大，显著压痛。

　　本病属于中医学"肝痈""胁痛"等范畴，以湿、热、毒三者为主要致病因素，病位在肝。主要病理机制为湿热毒邪壅滞肝络，气血瘀阻不行，热伤肉腐血败为脓。

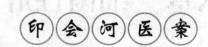

印会河医案

名医小传

印会河，男，1923年出生于江苏省靖江市中医世家，其父印秉忠为我国南方名医。印会河教授自幼随父读医书，耳濡目染，锐志求学，值日寇侵华，家乡沦陷，乃弃学就医。1940年悬壶开业，济世救人，1954年后在江苏省南京中医学院任教，曾任中医教研组业务组长兼《金匮要略》教研组负责人，主编《中医学概论》及《金匮要略》讲义。

姚某，女，15岁，未婚。1987年5月6日入院。患者1个月前左臀部邻近肛门处生疮化脓，其母用手挤压排脓，10天后出现上腹部钝痛，继之畏寒发热，汗多，纳呆。当地医院曾静脉滴注红霉素等未能控制病势。入院时体温39.4℃，白细胞计数28×10^9/L，中性粒细胞0.85，淋巴粒细胞0.15。B超检查：左叶肝内见10.8cm×10.7cm×8.4cm低回声区，无壁，内部回声为实质不均匀，似蜂窝状，液性暗区很小。A型超示肝肋下2.5cm，剑突下9cm，肝右叶剑下肝内液平1.2格。拟诊细菌性肝脓肿。入院后用红霉素、青霉素、氨苄西林及能量合剂等静脉滴注治疗1周，发热不退（体温40.8℃），呈典型弛张热，精神萎靡。肝肋下2.5cm，剑下9cm，有明显压痛。病情危重，建议手术治疗，病家未就，要求中医会诊。症见消瘦面黄，发热微恶寒，汗出不畅，肌肤灼烫，口唇干燥，渴欲饮水，神烦不宁，胸脘胀满疼痛，按之痛剧，纳呆泛恶，大便秘结，小便黄赤，舌苔厚腻黄白相兼，脉濡数。

【辨证】少阳胆热，湿阻中焦。

【治法】清解胆热，兼以化湿和中。

【处方】蒿芩清胆汤化裁：青蒿、薏苡仁各20g，黄芩、柴胡、竹茹各12g，陈皮、生大黄、法半夏各8g，青黛、栀子、枳壳、皂角刺各10g，滑石15g，甘草4g。

肝胆病

名医验案解析

服2剂，汗出畅，高热退，精神好转，胸胁疼痛减轻。原方去枳壳加天花粉15g，再投2剂，胸胁疼痛已止，唯汗出较多，时有低热（37.4℃左右）。上方加白术15g。服药15剂，低热除，汗出减轻，纳食增加，面色增荣，可下床踱步登厕。A型超声波复查：肝肋下1cm，剑下5.5cm，左肝内液平消失。B型超声波复查：左叶肝脓肿已基本吸收，可见5.0cm×4.1cm大小回声区，右肝内可见3.8cm×3cm大小低回声区，边缘模糊，内部回声为实液混合性。血常规示：白细胞计数$5.0×10^9$/L，中性粒细胞0.79，淋巴细胞0.2，嗜酸性粒细胞0.1。后以仙方活命饮与托里消毒散化裁，服药10剂，诸症消除，痊愈出院，随访半年，身体康复。

◆解析

细菌性肝脓肿，属中医学"肝痈"范畴。《灵枢》中曰："期门隐隐痛者，肝胆其上肉微起者肝痈。"系邪袭人体，正气不支，邪毒内陷，流窜积聚肝脏。该病又属中医学"湿热病"范畴。而湿热病邪在气分有不传血分而邪留三焦之说。故在治疗上应和解少阳。分消上下，需要从少阳胆论治。

采用蒿芩清胆汤治疗肝脓肿，其退热作用明显，一般1～2剂即可控制热势，而且作用持久巩固。主要因为方中除有清胆热药外，还有化湿和胃药，这对病体恢复及热退的巩固起着保证作用。因为长期高热耗伤人体正气，使气血津液正常代谢失调，脾胃功能衰败，津液输布受遏，痰湿积聚，影响人体气血津液正常输布，而化痰和胃药可使脾胃运化功能较快恢复，使气血津液输布运行正常，人体正气来复起到扶正达邪的作用，同时也促使肝脓肿病灶较快吸收和痊愈。

【引自】许彦来，等.国家级名老中医验案·肝胆病.北京：人民军医出版社，2014.

◆读案心悟

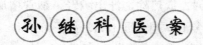

孙继科医案

张某，女，38岁。患者3个月来时常发热饮食乏味，有时恶心，常自汗出，上腹胀隐痛，服消炎利胆药可暂缓解。6天来身热加重，门诊行B超等检查，诊为肝脓肿（右叶）收入住院。西医诊断为肝脓肿，治疗14天病情不减。刻诊：患者起病日久，热势不扬，面垢形浮，二便调，舌苔黄厚而舌质淡红而胖，脉滑数无力。诊断：肝痈。

【辨证】肝胆湿热，痰热互结。

【治法】疏肝利胆，渗湿化痰，解毒散结。

【处方】柴胡、枳实、桔梗各12g，黄芩、半夏、黄连各10g，瓜蒌、生黄芪各30g，蒲公英40g，生薏苡仁60g，生姜6g。

水煎，日3次分服，服药6剂，胁痛大减，腹胀轻，热稍退，舌苔仍厚腻，脉滑。上方无伤正之虞，再服6剂，改日2次分服。6剂尽而热平痛胀除，饮食有增，心慌气短，自汗出舌苔退。上方减芩连加青蒿、炙鳖甲各10g，续服12剂，主症已除。投以活血益气养阴、健脾和中调治月余，已能从事日常家务。

◆解析

柴胡陷胸汤出自《通俗伤寒论》，由黄连、半夏、瓜蒌、柴胡、黄芩、枳实、桔梗、生姜组成。本方有畅气机、散郁结、利胆腑、调肝脾、除痰热、通经络之功，加味治疗肝脓肿无论初期或成脓期，视病情变通皆可应用。

本案忌大黄，其攻邪虽猛，若用不当反伤正气，有犯"虚虚之弊"，而加用生黄芪、生薏苡仁益气扶正渗湿健中，助诸药消散脓毒，

◆读案心悟

切中契机而病愈。中医学认为，肝生理失调，最易导致气滞血瘀，生湿结痰，化火伤血，故对肝脓肿抓住不同病机及时治疗，疗效和预后均良好。

【引自】吴大真，等. 名中医肝病科绝技良方. 北京：科学技术文献出版社，2009.

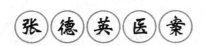

张 德 英 医 案

周某，女，20岁。因食腐烂变质香蕉而出现呕吐、腹泻、泻下脓血便，伴里急后重，发热，当时诊为"痢疾"。给西药治疗，腹泻止，高热退，但出现胁肋疼痛、低热、食欲缺乏、口干苦等症，迁延之久不愈，伴月经闭止，有白带，质黄稠。查患者肝区，触之热且痛，脉细数微弦，舌质淡红、苔稍腻黄，B型超声示肝脓肿（肝右前叶可发现72mm×54mm大小类圆形低回声区）。

【辨证】 湿热疫毒结于肝，气滞血瘀所为。

【治法】 疏肝清热，解毒排脓，理气活血，佐以利湿止痛。

【处方】 柴胡15g，郁金15g，鱼腥草30g，枳壳12g，延胡索15g，川楝子15g，白芍12g，广木香10g，蒲公英30g，生地黄15g，薏苡仁30g，败酱草30g，金银花30g，冬瓜仁15g。

水煎服，每日1剂。药用上方加减。服9剂后胁痛除，因患者月经闭止，下肢有片状紫斑，原方去延胡索，月经来潮，无明显不适；又在原方基础上加入黄芪30g，白术15g，连翘12g，以调理脾胃；继服40余剂，诸症消除。B型超声示肝轮廓清晰，边缘整齐，被膜光滑，肝脓肿消失。

◆ 解析

肝脓肿属于中医学"肝痈"范畴。肝痈为内痈之一，其病机为脉络瘀滞，热毒熏灼，化为脓血。在治疗用药中，先以疏肝行气，活血

◆ 读案心悟

第六章 细菌性肝脓肿

化瘀，清热解毒，利湿排脓，消肿止痛，随症
加减；在后期加入黄芪或增加黄芪的用量，以
扶正托毒、收敛生肌。药证合拍，使肝脓肿的
范围逐渐缩小，最后消失而痊愈。

【引自】吴大真，等.名中医肝病科绝技良方.北京：科学技术文献出版
社，2009.

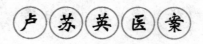

姚某，女，15岁。患者1个月前左臀部近肛门处生疮化脓，其母用手挤压
排脓10天后出现上腹部钝痛，继之畏寒发热，纳呆，曾静脉滴注红霉素等未
能控制病情。出现高热39.4℃，白细胞计数28×10⁹/L，中性粒细胞0.85，淋巴
细胞0.15。B型超声示左叶肝内见10.8cm×10.7cm×8.4cm低回声区，内部回声
为实质不均匀，似蜂窝状，液性暗区很小；A型超声示肝肋下2.5cm，剑突下
9cm，肝右叶剑下肝内液平第12肋，诊为细菌性肝脓肿。用抗生素、能量合
剂治疗1周无效，高热不退（40.8℃），病情危重，建议手术。家属不同意，
要求中医会诊。症见消瘦面黄，发热微恶寒，汗出不畅，肌肤灼烫，口唇干
燥，渴欲饮水，神烦不宁，胸胁胀满疼痛，按之痛剧，纳呆泛恶，大便干
结，小便黄赤，舌苔厚腻、黄白相间，脉濡数。

【辨证】少阳胆热，湿阻中焦。

【治法】清解胆热，兼以化湿和中。

【处方】蒿芩清胆汤化裁：青蒿20g，黄芩12g，竹茹12g，陈皮8g，半夏
8g，茯苓、枳壳各10g，滑石15g，青黛10g，甘草4g。水煎服，每日1剂。

上方去茯苓加薏苡仁、栀子、皂角刺、大葱，连服2剂，汗出畅，高热
退，胸胁疼痛减轻。原方去枳壳，加天花粉15g，再服2剂，诸症减轻，唯多
汗，时有低热，上方加白术15g，已可下床行走。B型超声示左叶肝脓肿基本
吸收，内部回声为实液混合性，继以仙方活命饮与托里消毒散化裁，诸症悉
除。随诊半年，身体健康。

◆ 解析 ～～～～

　　本病属中医学"肝痈"范畴。肝病累胆，出现恶寒或寒战、高热、肝大、压痛、口苦膈闷、纳呆泛恶等少阳胆热兼湿阻中焦之证，所以该病又属"湿热病"范畴。湿热病有邪在血分而邪留三焦之说，故治疗上应和解少阳，分消上下，需要从少阳胆论治。本方出自《重订通俗伤寒论》，它有清热利胆、祛湿化痰之功，作者通过临床观察，其退热作用明显，一般1～2剂即可控制热势，且作用持久。方中除有清胆热药外，有化湿和胃药，这对长期高热之正气虚损、气血津液代谢失调、脾胃俱伤的躯体有较好的调节作用。

　　【引自】吴大真，等. 名中医肝病科绝技良方. 北京：科学技术文献出版社，2009.

◆ 读案心悟

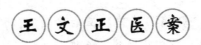

王文正医案

　　尹某，男，38岁。1984年5月11日初诊。患者于半个月前突感右胁疼痛呈针刺样，伴高热，体温达39.5℃，在当地医院用药后（药物不详）体温下降，仍感胁痛口苦，便干尿赤。B超示肝左叶第6肋间锁骨中线稍外侧可见一约7.6cm×6.0cm大小低回声实包块，边界清晰；于第4肋间锁骨中线内侧可探及约5.1cm×5.9cm低回声光团，性质同前，两包块互不连通，诊断为肝右叶脓肿。在某医院住院，曾用清热解毒法并配以抗生素治疗，住院25天后症状减轻。近日仍感胁痛、低热、面红、尿黄，停用抗生素，出院请王老调治。查体：发育营养可，面红，腹软，肝肋下2cm，剑突下3.5cm，质软，压痛（＋），舌红，苔黄腻，脉弦滑略数。王老认为，患者正气尚实，毒邪尚盛，以疏达清热法治之。

【辨证】邪毒壅盛。

【治法】清热解毒。

【处方】金银花30g，连翘12g，黑山栀15g，龙胆12g，蒲公英30g，牡丹皮9g，赤芍9g，鸡血藤15g，橘皮9g，川木香6g。水煎服，每日1剂。

上方连用3周后，胁痛已止，发热已退，精神体力均较前转佳，仍稍感胸闷，胁胀，苔薄白，脉沉弦。毒邪之势已减，调清热宣达之剂，方用洗肝散加味。

【处方】山栀子9g，黄芩12g，赤芍12g，牡丹皮粉9g，川羌活9g，薄荷6g，青黛（包）9g，牛蒡子9g，柴胡15g，生甘草6g。

上方又服12剂后，诸症均减，除仍时有汗外，已无明显不适。B超示在肝内见一约1.7cm×1.6cm之低回声区，边界清晰，肝右叶脓肿较前吸收好转。宗上方加生黄芪15g，水煎继服。服上方半个月后，诸症悉除，体力恢复如前，B超示肝胆正常，至此病已痊愈。

◆ 解析

肝脓肿属中医学"肝痛"范畴。王老诊时，由于患者毒邪尚盛，故仍感胁痛、低热、面红、尿黄，因其正气尚实，治以疏达清肝法，方中金银花、连翘、蒲公英清热解毒排脓，山栀子、龙胆泻肝胆火，牡丹皮、赤芍、鸡血藤活血以消痛，合橘皮、木香疏畅气机以增强药效。药后胁痛止，发热退，为毒邪已减，续用清解宣达之方加生黄芪以托痛生肌，促进脓肿的吸收。

◆ 读案心悟

【引自】尹常健.王文正肝病经验选.中医杂志，1991，32(1)：15.

谢兆丰医案

肖某，女，39岁。1989年12月28日初诊。3周来，胃脘及右胁肋胀痛，恶寒发热，饮食减少，前医按感冒、胃病治疗1周，疼痛有增无减，胁肋胀满，局部手不可按，按之痛剧。实验室检查：白细胞计数$13×10^9$/L，中性粒细胞0.71，淋巴细胞0.29，B超检查发现肝左叶的腹侧探及一处6.1cm×3.1cm的低回声区，边界清楚，后壁回声稍增强，确诊为肝左叶脓肿，建议手术治疗。因患者畏惧手术，要求中医治疗。患者形体较瘦，面色晦滞，精神萎靡，食纳较差，发热月余，测体温38.2℃，右侧胸胁满痛拒按，动则更甚，脘腹发胀，胸闷气短，口干少饮，小便黄，大便不畅。舌苔黄腻，脉弦数。

名医小传

谢兆丰，出生于1924年，江苏姜堰人，博士生导师，著名中医内科肝胆病学专家，江苏省著名老中医，南京中医药大学姜堰附属医院教授，姜堰市中医院内科主任中医师。全国第四批名老中医药专家学术经验继承工作指导老师，曾任医学会理事长、市科协副主席，江苏省劳动模范，扬州市劳动模范，江苏省第六届人大代表，扬州市第一、二届人大代表。

【辨证】湿热壅结，气血瘀阻。

【治法】清肝泄热，散瘀消痈排脓。

【处方】柴胡8g，金银花、蒲公英各20g，连翘15g，黄芩、天花粉、桃仁、当归、川楝子各10g，生大黄（后下）8g，薏苡仁30g。另用小金片，每日3次，每次服4片。

服药3剂后，大便已畅，酸胀好转，体温下降至37.5℃，胃纳稍增，胁痛依然。治以原方去生大黄，服5剂后，身热已除，疼痛未平。仍守上方服至17剂，胁痛隐约，纳谷增香，精神转爽，黄腻苔渐退，脉弦不数，B超复查示肝左叶的浅层探及27cm×1.2cm的低回声团，肝脓肿恢复期。为巩固疗效，上方续投5剂，后以益胃汤加减善后，未服任何西药，一切症状消失，肝区已无压痛。B超复查：肝脓肿消失。

◆解析

　　本案为湿热壅结肝络、气血瘀阻成痈。痈疡发于肝则右侧胸胁满痛拒按，湿热内盛则小便黄，苔黄腻，脉弦数。谢老以清肝泄热，散瘀消痈排脓为治法，方中以金银花、蒲公英、连翘、黄芩、天花粉、薏苡仁清热泻火、解毒消痈，以桃仁、当归、生大黄活血散瘀，通腑泄热，使痈毒从大便而解，合柴胡、川楝子疏肝泻热，并引诸药归肝经。方药对证，故取效甚佳。

【引自】谢兆丰.肝病治案四则.江苏中医，1991，12(1)：14.

◆读案心悟

第七章　肝癌

　　原发性肝癌的病因病机尚不完全清楚，目前认为其发病是多因素、多步骤的复杂过程，受环境和机体不良因子的双重因素影响。流行病学及实验研究资料表明，乙型肝炎病毒（HBV）和丙型肝炎病毒（HCV）感染、黄曲霉素、饮水污染、乙醇、肝硬化、性激素、亚硝胺类物质、微量元素等都与肝癌发病相关。继发性肝癌（转移性肝癌）可通过不同途径，如随血液、淋巴液转移或直接浸润肝脏而形成疾病。

　　早期肝癌症状常无特异性，中、晚期肝癌的症状则较多，常见的临床表现有肝区疼痛、腹胀、食欲缺乏、乏力、消瘦、进行性肝大或上腹部包块等，部分患者有低热、黄疸、腹泻、上消化道出血，肝癌破裂后出现急腹症表现等。也有症状不明显或仅表现为转移灶的症状。

　　手术是治疗肝癌的首选，也是最有效的方法。手术方法有根治性肝切除、姑息性肝切除等。

　　中医学采取辨证施治、攻补兼施的方法，常与其他疗法配合应用，以提高机体抗病力，改善全身状况和症状，减轻化疗、放疗不良反应。

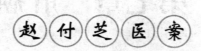

赵付芝医案

　　患者，男，65岁。2001年12月5日就诊。患者右上腹刺痛，连及两胁，乏力气短，食欲缺乏，大便溏薄，舌质暗红有瘀斑，脉弦涩。查体：一般情况可，巩膜无黄染，浅表淋巴结未及，心肺听诊（－），腹软，右肋下扪及肝5cm，质韧，触痛，腹水征（－），脾未及，下肢无浮肿。实验室检查：甲胎蛋白600μg/L。B超：肝左右叶内散在多个不均质高回声团块影，最大者6cm×8cm，无腹水。诊断为原发性肝癌。

　　【辨证】肝郁血瘀。

　　【治法】疏肝理气，化瘀解毒。

　　【处方】疏肝化瘀汤：柴胡15g，枳实15g，泽兰15g，郁金12g，厚朴15g，土鳖虫10g，龙葵20g，半枝莲20g，丹参15g，莪术15g，穿山甲12g，桃仁10g，黄芪30g，当归15g，生薏苡仁20g。

　　水煎服，每日1剂，共服2个月。治疗2个月。复查甲胎蛋白400μg/L，B超示病灶稳定，临床症状有明显改善。随访患者存活8个月。

◆ 解析

　　肝具有疏泄作用，为藏血之脏，以血为体，以气为用，喜条达，恶抑郁。原发性肝癌的病因病机是七情内伤，气滞血瘀，瘀互结；肝失疏泄，可使肝气横逆；血瘀可伤脾，脾失健运，无以运化。针对这一发病机制晚期原发性肝癌应用疏肝化瘀治则。

　　疏肝化瘀汤中柴胡、郁金、厚朴、枳实、泽兰疏肝解郁，条达肝气；以当归、黄芪、生

◆ 读案心悟

肝胆病

名医验案解析

薏苡仁健脾和胃，使气化有权气血有源；穿山甲软坚破瘀；丹参、桃仁、莪术、土鳖虫以活血化瘀，清除体内瘀毒之邪，增强肝解毒功能，改善肝微循环，有利于肝细胞的再生；龙葵、半枝莲以抗癌消瘤。

【引自】吴大真，等. 名中医肝病科绝技良方. 北京：科学技术文献出版社，2009.

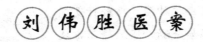

刘某，男，73岁。患者因右胁不适胀痛，于1995年10月在某医院做B超，示肝内占位性病变，又经CT、磁共振扫描诊断为肝癌。住院2周只做一般治疗，未化疗。后因出现尿少、双下肢浮肿、腹胀来我处服中药治疗。初诊：右胁下胀痛，疲乏无力，食欲缺乏，嗳气，下肢微肿，尿少，腹胀，舌有瘀斑、苔薄黄，脉弦细。肝右胁下3cm，质硬。

【辨证】气滞血瘀，夹湿毒内蕴。

【治法】疏肝理气，活血化瘀，佐以利湿清毒。

【处方】柴胡12g，白芍15g，川红花8g，桃仁12g，莪术10g，薏苡仁20g，茯苓皮20g，丹参30g，厚朴12g，白花蛇舌草30g，大黄10g，全蝎6g，蜈蚣4条。

每日1剂，加水煎2次，分2次服。服上方为主加减半年多，偶尔加服呋塞米20mg，每日2次。腹胀消失，胁痛减轻，食欲改善，下肢浮肿消失。但因渗利太过，出现口干，纳呆，头晕耳鸣，舌红少苔，脉弦细。

遂改服：太子参20g，山药20g，五味子10g，天花粉15g，玄参15g，麦冬15g，女贞子20g，桑葚20g，枸杞子15g，守宫8g，全蝎6g，蜈蚣4条，莪术10g，猫爪草30g。

同时服用犀黄丸，每次1粒，每日1次；肝复乐，每次6片，每日3次。此后病情一直稳定。

◆ 解析

患者有胁痛，出现尿少、双下肢浮肿、腹胀，有水湿内停之象，故宜佐以利湿清毒（以毒攻毒），使水肿消退，食欲增加，改善患者一般情况，同时又予犀黄丸、肝复乐等，较好地控制病情。方中红花、桃仁、莪术、丹参活血化瘀，柴胡、白芍疏肝敛阴，薏苡仁健脾渗湿，白花蛇舌草清热解毒抗肿瘤，厚朴行气宽中，大黄消积，虫类药如全蝎、蜈蚣等以毒攻毒，起到很好的治疗作用。

【引自】刘伟胜. 中医肿瘤、呼吸病临证证治. 广州：广东人民出版社，1999.

◆ 读案心悟

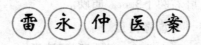

雷 永 仲 医 案

符某，男，56岁。患者因食后腹胀，时有泛恶，于1977年6月检查发现肝大明显，同年7月核素扫描示肝左叶占位。8月5日来医院检查治疗。超声波示肝大，以左叶明显，肝波增多，出现束状波，脾增大；甲胎蛋白＞1000μg/L。体检：肝剑突下9cm，表面触诊结节状，质硬。诊为肝癌Ⅱ期。症见腹胀满，时有呕恶，苔白腻，脉弦滑。

【辨证】肝郁脾虚，湿热互结。

【治法】疏肝健脾，清热利湿。

【处方】夏枯草、海藻、海带、铁树叶、白花蛇舌草、漏芦、赤芍、桃仁、八月札、郁金、川楝子、生香附、木香、白芍、党参、白术、薏苡仁、茵陈、车前子、丹参、当归、炙鳖甲、甘草等；合并肝益煎（石见穿、龙葵、蜀羊泉、田基黄、平地木、三棱、莪术、王不留行，制成浸膏）。

每日1剂，加水煎2次，分2次服。服上药两个半月后，肝明显缩小，剑下

4cm，结节扪不清。超声波示肝明显缩小，但甲胎蛋白定量持续不降。续服上方。1978年4月，核素扫描肝影像明显好转。1978年12月，查甲胎蛋白仍大于1000μg/L。1980年5月，查甲胎蛋白大于1000μg/L，10月降为600μg/L。续服上方至1982年，仍病情稳定。

◆ 解析

此病采用辨证与辨病相结合，祛邪与扶正相结合治疗。作者认为祛邪是治疗肝癌的主要矛盾，扶正是为了祛邪。邪由气、血、痰、火互结而成，脾虚、肝郁是肝癌之本。治疗中丹参、当归、赤芍、桃仁理气活血，八月札、夏枯草、铁树叶、白花蛇舌草清热解毒，以炙鳖甲、海藻、海带、软坚散结为主，佐以党参、白术健脾，郁金、川楝子疏肝，茵陈、车前子清化湿热，白芍敛阴，薏苡仁渗湿等，使祛邪不忘健脾疏肝固本用于临床，收到良效。

【引自】雷永仲. 中医药治疗二期原发性肝癌74例疗效观察. 云南中医杂志，1982，1：19.

◆ 读案心悟

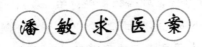

金某，男，48岁。患者因右上腹肿块伴刺痛，于1981年12月至当地市立医院核素肝扫描，发现肝内占位病变，即转来就诊。体检：上腹部隆起，肝上界右锁骨中线第6肋间，肋下13.5cm，剑突下6cm，质硬，肝表面触诊结节状，舌红绛、苔黄花剥，脉弦数。甲胎蛋白阴性，碱性磷酸酶11.2U/L，谷氨酰转移酶224U/L。超声波示肝区可见丛状波，诊断为原发性肝癌，于1982年1月20日收住院。

【辨证】肝瘀脾虚。

【治法】健脾理气，化瘀软坚。

【处方】肝复方：党参、黄芪、白术、丹参、苏木、牡蛎、鼠妇各12g，茯苓15g，香附、柴胡、陈皮、穿山甲、桃仁各10g，沉香末（冲服）3g，全蝎5g，重楼30g。

每日1剂，加水煎2次，分2次服。治疗1个月后，肝区刺痛消失，肝无增大，遂出院。出院后一直服上方，同年4月15日来门诊复查，肿块大小基本无变化。因患者一般情况良好，患者本人及其家属、单位医院的医生均认为不是肝癌而中断治疗。同年11月28日因右上腹剧痛再来就诊，查甲胎蛋白＞1000μg/L，核素扫描示肝右叶占位性病变。12月1日收入院，终因病情恶化，于1983年1月18日死亡。

◆ 解析

肝复方有健脾理气、化瘀软坚之功效，适用于肝瘀脾虚型肝癌，有控制肿瘤生长的作用。本例患者如坚持服药，将会延长生存期限。党参、黄芪、白术、茯苓健脾益气，香附、柴胡、陈皮疏肝理气，穿山甲、桃仁活血，全蝎通络，牡蛎软坚散结，重楼可解毒抗肿瘤，用于临床，往往效验。

临床以肝复方治疗肝癌，肿瘤稳定率：治疗组78.3%，放疗组20.8%，化疗组32%。

【引自】潘敏求. 中药复方与放疗化疗对比治疗中晚期原发性肝癌112例. 北京中医，1987(3)：36.

◆ 读案心悟

尤松鑫医案

蔡某，男，66岁。2006年8月30日初诊。因肝胆管癌行手术，后又行化疗，因阻塞性黄疸而植入支架。目前纳可，食荤则肠鸣，便略溏，苔腻，脉濡。

【辨证】脾虚，湿热。

【治法】健脾化湿，兼解癌毒。

【处方】茵陈10g，制苍术5g，川厚朴5g，陈皮5g，猪苓10g，茯苓10g，炒薏苡仁12g，海金沙（包煎）10g，大腹皮10g，白花蛇舌草15，蛇莓15g，半枝莲15g，炙鸡内金6g，炙甘草2g。7剂。

二诊：胆管细胞癌术后。便犹时溏，纳可，食荤则不适，尿略黄，苔薄黄，脉细。上方加制附子3g，败酱草15g。14剂。

三诊：药后便行转正，引流插管瘢痕处疼痛，苔薄黄，脉细。辨证：热毒尚存，阳气已伤。治法：温阳化湿，消肿排脓。

【处方】生薏苡仁15g，制附子3g，败酱草15g，白花蛇舌草15g，龙葵15g，蛇莓15g，茵陈10g，制苍术5g，海金沙（包煎）10g，猪苓10g，茯苓10g，焦山楂10g。14剂。

四诊：近食欲差，杳不思纳，便已成形，苔薄白，舌红，脉细。辨证：中气匮乏，运化无力。治法：健脾运中，以冀纳谷。

【处方】炒白术10g，茵陈10g，山药10g，砂仁（后下）3g，炒薏苡仁10g，白扁豆10g，陈皮5g，茯苓10g，炙鸡内金5g，炙甘草2g，炒党参10g，香谷芽12g。14剂。

名医小传

尤松鑫，江苏省无锡市人，江苏省中医院（南京中医药大学附属医院）主任医师，教授，享受国务院政府特殊津贴。长期从事中医及中西医结合医疗、教学、科研工作；擅长诊治肝胆病、胃肠病、心肺疾病及部分疑难疾病。主编出版《免疫性疾病的中医治疗》《邹良材肝病诊疗经验》等著作，公开发表学术论文60余篇。

第七章 肝癌

◆ **解析**

◆ **读案心悟**

尤老十分重视"脾胃为后天之本"，经常提醒，不厌其烦，谆谆教诲："得谷则昌，失谷则亡。"尤其肿瘤之类疑难重症，要以辨证为本，若中气匮乏，运纳无力，则以能纳谷为盼。此方妙在尤老见脉细则辨证为中阳亦伤，酌加附子扶助脾阳，振奋阳气，也不致方中寒凉之品冰扼中焦脾运，甚为精妙。此案诊疗过程曾酌用抗癌类中草药，如白花蛇舌草、蛇莓、半枝莲之类，但客不喧主，药味不多，药量不重，若进食尚可则用，若与主证不符则撤，由此循迹尤老辨证与辨病之心路，后用异功散合参苓白术散加减。

【引自】贺兴东，等.当代名老中医典型医案集·内科分册.北京：人民卫生出版社，2014.

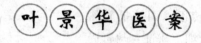

叶景华医案

患者，男，65岁，干部。肝炎病史20余年，肝功能一直不正常，但经常间断服中药治疗，能坚持工作。1986年12月查甲胎蛋白（AFP）＞1000μg/L，后至某医院剖腹探查，证实为肝癌，已不能切除，只做了动脉插管化疗。1个疗程后出院休养，甲胎蛋白测定已降低，但肝功能仍异常，麝香草酚浊度试验20U，硫酸锌浊度试验20U，谷丙转氨酶62U/L。蛋白电泳：白蛋白0.45g/L，χ_1-球蛋白0.055g/L，χ_2-球蛋白0.069g/L，β-球蛋白0.097g/L，γ-球蛋白0.321g/L。请中医诊治。

患者一般情况尚可，但感乏力，稍有咳嗽少痰，肝区无明显疼痛，纳可，大、小便正常，舌苔薄质暗红，脉弦。

【辨证】邪毒内蕴，气滞血瘀。

【治法】扶正祛邪，活血化瘀消症。

【处方】太子参15g，北沙参15g，黄芪30g，黄精15g，三棱10g，莪术10g，人参30g，生薏苡仁30g，桃仁10g，丹参30g，铁树叶30g，石见穿30g，平地木10g，广郁金10g，枳壳10g。并服葫芦素片。

长期服药至1989年，口干引饮。查血糖偏高。加生地黄30g，天花粉30g。

至1989年12月28日，复查肝功能有所好转，甲胎蛋白测定不高，麝香草酚浊度试验6U，硫酸锌浊度试验20U，碱性磷酸酶14U/L，谷丙转氨酶40U/L以下。蛋白电泳：白蛋白0.588g/L，χ_1-球蛋白0.19g/L，χ_2-球蛋白0.24g/L，β-球蛋白0.082g/L，γ-球蛋白0.263g/L。肝触诊可扪及肿块，一般情况尚好。继续服上方治疗。

至1991年1月患者诉乏力，一般情况如前。后来患者至他处诊治3个月后出现黄疸、腹水，继而呕血、便血、昏迷，经抢救无效于1991年5月30日死亡。

◆ 解析

◆ 读案心悟

本案患者肝炎病史已20余年，肝功能一直不正常，经剖腹探查确诊为肝癌晚期，无法手术切除，患者的病程较长，又年过六旬及手术创伤，正气亏虚，然而患者已不能耐受攻伐，故叶老治疗以太子参、北沙参、黄芪、黄精扶助正气为主，以三棱、莪术、桃仁、丹参活血化瘀消症，以郁金、枳壳疏理肝气，虽未能使肿块缩小，然对延长生存期起了一定的作用。

【引自】叶进. 叶景华医技精选. 上海：上海中医药大学出版社，1997.

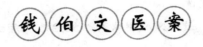

钱伯文医案

张某，男，72岁。乏力、纳呆，继则肝区疼痛，B超提示肝内占位性病变，经CT证实，肝右叶后段癌8mm×30mm。因年老未行手术，改用中药治疗。症见肝区疼痛，乏力，脘胀，烦热，失眠，苔黄腻质偏红，脉弦细。

【辨证】肝失疏泄，湿热阻滞。

【治法】益气养阴，清热利湿。

【处方】香附12g，郁金12g，八月札12g，绿萼梅6g，枸橘李12g，田基黄15g，平地木24g，水线草30g，土茯苓30g，猪苓15g，白扁豆15g，杭白芍24g，天花粉24g，石斛12g，合欢皮12g。

上方辨证加减服用1个月后，胁痛缓和，乏力等症减轻，苔腻化，甲胎蛋白与癌胚抗原开始下降，然后更方以益气养阴、疏肝解郁为主，佐以清热利湿之品，连续治疗一年半，病情稳定。

◆ 解析

以手术、放疗、化疗等手段治疗肝癌，按中医学的观点属于"攻法"范畴，本案患者年老，体质不能耐受强烈的攻伐，故以中医药治疗。刻诊：患者无明显的虚证，而肝癌的发生多由于肝失条达，气滞血阻，湿热郁遏，故见肝区疼痛，烦热，苔黄腻；木郁土壅，脾失健运，则乏力、脘胀。治疗上，钱老以香附、郁金、八月札疏肝理气，活血止痛；以绿萼梅、枸橘李疏肝和胃；以田基黄清热利湿；土茯苓、猪苓利水使湿从小便去；平地木、水线草解毒；白扁豆顾护脾胃；杭白芍养血柔肝，缓急止痛；天花粉、石斛养阴生津，扶助正气。药后胁痛缓和，诸症减轻，又以益气养阴、疏肝解郁之品继续稳定病情。

◆ 读案心悟

【引自】钱心兰. 钱伯文运用攻补兼施治疗肿瘤的经验. 上海中医药杂志，1993，6：1.

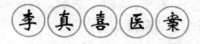

李真喜医案

某男，48岁。患者自1987年6月起肝区疼痛，食欲减，同年10月在广东某医院CT检查示肝右叶巨块型肝癌，肿物直径13.08cm×8.69cm，同期B超示肝右叶实性光团13.0cm×9.0cm。甲胎蛋白＞400μg/L。同年10月6日患者坐轮椅来诊。查体：被动体位，呼吸稍促，无黄疸，锁骨上淋巴结未扪及，心肺听诊正常，腹部稍膨隆，右季肋下可触及5cm×7cm大小肿物，质地硬，表面欠光滑，脾在肋下仅触及，腹部有移动性浊音。诊断：原发性肝癌。症见肝区痛，上腹胀，纳少，乏力，眠差，腹水，大便干结，尿短黄，舌质淡，脉弦细。

【辨证】 脾虚湿盛，邪毒留恋。

【治法】 益气健脾，利湿解毒。

【处方】 柴胡20g，莪术15g，白术15g，大黄9g，鳖甲（先煎）30g，穿山甲（先煎）30g，鸡内金15g，水蛭6g，半边莲30g，枳实12g，黄芪20g，人参9g，干姜6g，黄芩15g，白花蛇舌草50g。

服上药60余剂，腹胀肝痛明显减轻，腹水消退。1988年6月B超复查示肝肿物较前缩小。右肝实性光团5.5cm×3.3cm。甲胎蛋白＜25μg/L。此后宗方略有加减，一直用中药治疗21年，1990年1月B超复查肝内未见占位性病变。随访8年肝肿物无复发，已恢复正常劳动。

◆ **解析**

此例临床确诊晚期肝癌，中医辨证正确，组方合理，患者能坚持服药，故有奇迹出现。方中以柴胡、枳实、鳖甲以疏肝除满，以穿山甲、大黄、水蛭、莪术以消癥散结，干姜合黄芩辛开苦降，宣通中焦积滞；有助癥积消散；以黄芪、白术、人参、鸡内金益气健脾，"执中央以运四旁"；以白花蛇舌草、半边莲以利水解毒。全方集消癥、扶正、解毒三法于一体，肝内癌灶渐磨渍消而病愈矣。

【引自】 李真喜，王蝶蝶. 中医治愈晚期肝癌1例报告. 甘肃中医，1995，8(5)：12.

◆ **读案心悟**

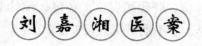

刘嘉湘医案

梁某，女，47岁。患慢性肝炎病史11年，肝区隐痛时作，因肝区胀痛逐渐加剧半个月，肝进行性增大，1972年1月20日经某院检查：肝在肋下5.5cm，剑突下6cm，质硬，有结节感；甲胎蛋白（AFP）阳性，碱性磷酸酶17.3U／L；超声波及核素扫描均提示肝右叶占位性病变；X线胸片示右侧横膈有局限性膨隆。诊断为原发性肝癌。1972年2月1日来我院就诊。刻下：肝区胀痛，腰痛，口干，舌质暗红，脉细弦。

【辨证】肝肾阴虚，气血瘀滞。

【治法】理气化瘀，清热解毒。

【处方】生地黄、北沙参各30g，麦冬9g，生鳖甲12g，八月札、川郁金各15g，川楝子12g，莪术15g，赤芍、白芍各12g，延胡索15g，漏芦、半枝莲、白花蛇舌草各30g，夏枯草12g，生牡蛎30g，西洋参（煎汤代茶）9g。每日1剂，水煎汤，分3次服。

服药后肝区胀痛逐渐减轻，口干明显减轻，坚持服药。1973年4月15日检查：肝缩小至肋下刚触及，剑突下4.5cm，甲胎蛋白阴性，核素扫描及超声波检查均未见明显占位性病变，全身情况良好。药已奏效，原方续服，并已恢复工作。以后多次检查均未发现肝复发转移征象。1975年进行免疫学测定，巨噬细胞吞噬率由28％（吞噬指数0.39）升高至43％（吞噬指数0.84），治疗迄今已存活20多年，获得显著疗效。

名医小传

刘嘉湘，男，汉族，福建省福州市人。上海中医药大学附属龙华医院主任医师，博士生导师。刘教授1950年毕业于福建军医医务学校，因在军队任西医工作时，自学针灸，治疗多种病证，常获奇效，燃起他学习中医的兴趣。1956年考入上海中医学院，六载刻苦学习，成绩斐然，先后师从沪上名医张伯臾、陈耀堂教授，深得其传。

肝胆病

名医验案解析

◆ 解析

◆ 读案心悟

本案患者慢性肝炎病史11年，来诊时确诊为原发性肝癌，瘀毒阻于肝胆，耗伤劳阴，或肝郁化火，自伤阴津，故见肝区胀痛，口干；肝喜疏泄条达而恶抑郁，患者病史较长，肝之气机失疏，久郁故出现血瘀征象。刘老在治疗时，以滋阴柔肝为主，佐以理气化瘀、清热解毒为法。方中以白芍酸以补益肝体，同时配以甘寒生津之品，生地黄、北沙参、麦冬，酸甘合法，两济其阴，从而使肝体得柔，肝急之症得以缓解。八月札、郁金、川楝子、延胡索共奏疏肝理气止痛之功；莪术、赤芍活血化瘀，理气与活血药合用以复肝之疏畅条达的正常生理之态，诚如《素问·至真要大论篇》中所云："疏其气血，令其条达，而致和平。"在补肝体之不足的同时，刘老还注重泻肝用之有余，方中以漏芦、半枝莲、白花蛇舌草、夏枯草清热利湿解毒，以鳖甲、牡蛎软坚散结。由此可见，肝癌证治，须明辨标本，分清缓急，主次有序，治疗上泾渭分明，依据肝的生理、病理特点，抓住疾病的主要病机变化，施以相应的药物，才能取得良好疗效。

【引自】高虹. 刘嘉湘教授辨治肝癌经验. 辽宁中医杂志，1997，24(6)：248.

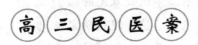

高 三 民 医 案

梅某，女，53岁。1985年8月28日初诊。患者1个月前因劳累生气感觉胃右部胀痛，呕吐不止，寒战高热不退，右上腹渐进性包块增大，在各大医院多方检查。B超提示肝右叶可见8.5cm×4cm回声减弱异常光团，轮廓不整、光点不均，诊断为肝右叶占位性病变。CT扫描示肝右叶大片放射缺损，诊断为肝占位病变。劝其回家休养，家人邀余治之。诊查：精神萎靡，形体消瘦，面色晦暗水肿，痛苦面容，双足肿胀，右上腹持续性疼痛，呈阵发性加剧，痛彻响背，夜间尤甚，恶心食欲缺乏，小便短赤，时感发热，辗转难侧，舌绛有瘀斑，剥脱苔，脉弦细数。

【辨证】气滞血瘀。

【治法】活血化瘀，软坚散结。

【处方】抗瘿煎：香附12g，陈皮、半夏各8g，枳壳、莪术、土鳖虫、郁金、白术、乌梢蛇各10g，柴胡、猪苓、炙鳖甲各15g，黄芪20g。

4剂后，热退惆缓，食欲有所增加，效不更方。再进10剂后，精神好转，剧痛止，可以平卧，舌红有薄白苔，脉弦。此方加减连续用65剂，临床症状缓解，继以自制化积丹，用党参小米粥送服3个月，患者精神好转，饮食正常。B超示包块较前缩小一半。患者知患癌症停止汤药治疗，用抗瘤煎水丸与化积丹同时服用。3个月后生活能够自理。12年后，死于肺源性心脏病。

◆ 解析

本案患者确诊为肝癌，属中医学"癥瘕积聚"范畴，"内有形之积，不通则痛"，故右上腹持续性疼痛，呈阵发性加剧，痛彻响背；积之久气血运行不畅，表现为面色晦暗、舌绛有瘀斑等气滞血瘀之象；正气大伤，虚衰至极故见精神萎靡，形体消瘦；肝病传脾，脾失健运，则恶心食欲缺乏，水湿不运故双足肿胀。高老以活血化瘀、软坚散结为法。现代研究证明，有抗癌作用的莪术、土鳖虫、乌梢蛇、炙鳖甲、猪苓、郁金等拟为抗瘤煎；以香附、枳

◆ 读案心悟

壳、柴胡疏理肝气，引诸药归肝经；以半夏、陈皮和胃；以黄芪扶助正气。诸药合用，标本兼顾。药后患者症状改善，效不更方，继续服药，患者病情稳定，效果满意。

【引自】高三民.中药治疗肝癌20例.陕西中医，2000，21(3)：104.

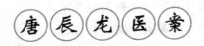

唐辰龙医案

沈某，女，49岁。1995年3月19日B超发现肝右前叶实质占位病变。4月1日CT示肝右前叶2.8cm×2.8cm×2.5cm实质占位，伴少量腹水。甲胎蛋白680μg/L。诊为原发性肝癌。患者有先天性心脏病病史，1968年曾行房缺修补术。近查彩超示：右心房、右心室增大伴三尖瓣重度反流，中度肺动脉高压，故不能进行手术切除。同年7月13日行剖腹探查术，发现肝右后叶有约2.5cm×2.5cm的2个肿瘤，左外叶有约3cm×3cm的1个肿瘤，肿瘤穿刺病理证实为肝细胞肝癌。肝固有动脉插管结扎术后行5个疗程小剂量化疗，化疗方案为CDDP40mg＋5-FU500mg；CDDP20mg＋MMC10mg；MMC10mg＋碘化油10mL；化疗后反应甚剧，严重贫血，胸腔积液，腹水，患者不能耐受继续化疗，乃至唐教授处服中药治疗。患者一般状况尚好，面色萎黄，神疲乏力，食欲缺乏，胸闷，心慌心烦，右上腹胀，下肢水肿，少尿，失眠多梦，盗汗，舌淡暗有瘀斑、边有齿痕，苔薄白腻，脉细弦。

【辨证】痰湿凝滞，瘀毒胶结。

【治法】健脾益气，滋阴养血，佐以活血清热。

【处方】太子参18g，炒白术、生薏苡仁、熟薏苡仁、白花蛇舌草、生黄芪、煅瓦楞子各30g，当归、佛手、赤芍、白芍各12g，土鳖虫10g，炙鸡内金、鸡血藤、茯苓、炙鳖甲、仙鹤草、菟丝子各15g。

坚持服中药，随症加减淫羊藿、补骨脂、土茯苓、酸枣仁、平地木、马鞭草、田基黄、石见穿、泽泻、芡实、厚朴、山茱萸、郁金、焦山楂等。现已存活5年多，一般状况良好。1999年7月5日B超复查示肝淤血，少量腹水，35mm×35mm液性暗区。2000年12月B超复查未发现实质性占位性病变，腹水（-）。

◆ 解析

肝癌的病因病机复杂，多由情志抑郁，气滞血瘀，治疗不可急功近利，穷攻猛伐。肝为刚脏，"宜补肝，不宜伐肝"。养肝则肝气平而血有所归，伐之则肝虚不能藏血，而致肝血虚、肝血瘀，故当顺其性而治之。《石室秘录·软治》中云："瘀有坚劲而不肯轻易散者，当用软治。"唐老将"软治"释为"以柔克刚"，这与"肝体阴而用阳，忌刚喜柔"之性甚符。柔为用药阴柔，唐老以健脾益气，滋阴养血，佐以活血清热为法，方中太子参、白术、薏苡仁、黄芪、鸡内金、茯苓健脾益气，当归、白芍、菟丝子滋阴养血，白花蛇舌草、赤芍、土鳖虫、鸡血藤、仙鹤草活血清热，煅瓦楞子、鳖甲软坚散结。中医治疗肝癌善于扶正祛邪并施，综合调理，通过调节人体阴阳、气血、脏腑等的功能状态，使之达到整体水平的平衡与协调，从而使疾病向愈。患者坚持服药治疗，存活5年多，病情稳定。

【引自】李永健，桑久华，邱若虹，等.唐辰龙教授辨治原发性肝癌临床经验拾零.新中医，2001，33(8)：9.

第八章 急性胆囊炎

  急性胆囊炎是由于胆囊管阻塞和细菌侵袭而引起的胆囊炎症，其典型临床特征为右上腹阵发性绞痛，伴有明显的触痛和腹肌强直。约95%的患者合并有胆囊结石，称为结石性胆囊炎；5%的患者未合并胆囊结石，称为非结石性胆囊炎。主要症状为右上腹痛、恶心、呕吐与发热。患者常首先出现右上腹痛，向右肩背部放散，疼痛呈持续性、阵发性加剧，可伴随有恶心、呕吐，呕吐物为胃、十二指肠内容物。后期表现发热，多为低热，寒战、高热不常见，早期多无黄疸，当胆管并发炎症或炎症导致肝门淋巴结肿大时，可出现黄疸。

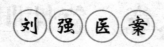

刘强医案

患者，男，46岁。2005年6月20日入院。持续性右上腹痛、进行性加剧2天。彩色多普勒超声检查示胆囊7.5cm×4.8cm，胆壁粗糙模糊。血白细胞计数$15.2×10^9$/L，中性粒细胞0.81；查肝功能：谷草转氨酶12U/L，谷丙转氨酶38U/L，直接胆红素 22.70μmol/L，总胆红素51.30μmol/L，间接胆红素32.60μmol/L。诊断：急性胆囊炎。给予阿莫西林、替硝唑、维生素K_1静脉滴注，口服33%硫酸镁解痉镇痛等治疗，腹痛稍减，但仍疼痛难忍。入院第3天会诊，给予中医诊治。症见形体肥胖，面目肌肤鲜黄如橘色，发热，体温38℃，头重痛，倦怠，口苦口干，腹胀，呕吐食物3次，右上腹持续胀痛，痛连右肩背，拒按，尿赤，大便4天未排，舌红、苔黄厚腻，脉弦滑数。诊断：胁痛，黄疸。

【辨证】湿热内蕴，壅遏气机。

【治法】清热利湿，行气通下。

【处方】金钱茵陈汤加减：金钱草40g，槟榔15g，绵茵陈30g，栀子12g，大黄（后下）12g，虎杖12g，厚朴15g，延胡索12g，炒白扁豆20g，枳壳10g，柴胡15g，白芍15g，郁金15g，甘草6g。

加清水1000mL，文火煎250mL，分2次温服，复煎再服。服上药当天解臭秽稀便2次，随之腹痛减。

6月22日二诊：体温37.2℃，腹微痛，疲倦，黄染稍轻，守上法2剂，每日1剂，服法同前。

6月24日三诊：体温37℃，解稀便数次，腹痛消失，轻压痛、神爽、纳可、舌红干、苔薄黄略糙，脉细略数。热势已挫，结浊得下，津气初亏，上法去炒白扁豆、延胡索，大黄改同煎，加生脉散扶正养阴调治5天，诸症除。复查B超：胆囊5cm×3.5cm，壁稍模糊。

◆ 解析

　　急、慢性胆囊炎属于中医学"胁痛""黄疸"范畴，根据热者寒之、实者泻之的治则，治宜清热通下，令邪去正安，辅以缓急止痛、利湿退黄等。本方重用金钱草为主药，功专清热利胆，解毒退黄排石；配合茵陈蒿汤清利湿热，降泄瘀热，功专力宏；槟榔、厚朴、枳壳行气消积除胀；大黄泻下阳明热结；柴胡、白芍、郁金疏泄气机，缓急止痛；炒白扁豆以健脾渗湿。同时大黄配白芍治腹中实痛，枳壳配白芍治气血不和之腹痛烦满。本方适当随症加减，治疗急、慢性胆囊炎疗效确切。

　　【引自】刘强. 40例自拟金钱茵陈汤治疗胆囊炎观察. 中国实用医药，2007，2(22)：66.

◆ 读案心悟

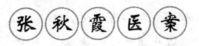

张 秋 霞 医 案

　　韩某，女，49岁。因右腹部疼痛1年余，加重3日，伴恶心、厌油腻食物就诊。1年前，患者不明原因突然感到右上腹部阵发性刺痛，伴恶心、呕吐，厌油腻，并向右肩胛放射性疼痛，在他院住院，确诊为急性胆囊炎。出院后仍感时有不适，3日前因暴食油腻食物，感右胁部疼痛加剧，右肩胛部放射痛，恶

名医小传

　　张秋霞，1987年7月毕业于长春白求恩医科大学。副主任医师，副教授，硕士研究生导师。2000年被河南医科大学第四附属医院聘任为主任医师。采用专病专方，针对肝病的病因进行整体治疗，扶正固本，以补为主。多次在医学报刊上发表学术论文。

心欲吐，厌油腻。脉弦滑，舌质红、苔黄腻。查体：墨菲征（＋）。B超检查示胆囊8.5cm×4.1cm，壁厚0.5cm，囊壁模糊。X线胆囊造影：胆囊显影欠佳。脂餐后1小时拍片：胆囊排空功能差，与脂餐前比较，未见缩小。均提示胆囊炎。

【辨证】肝胆湿热。

【治法】清热解毒，利胆化湿。

【处方】金银花20g，茵陈20g，黄芩15g，炒栀子10g，防己10g，木香15g，厚朴10g。

水煎服，每日1剂，分2次口服。30日为1个疗程。服药期间，忌食油腻、辛辣、酒类。2日后疼痛明显缓解，10日后疼痛消失，25日查B超示正常。临床治愈。

◆ 解析

慢性胆囊炎属中医学"胁痛""胃脘痛"范畴。其发生多因急性胆囊炎未彻底治愈，肝胆疏泄不利，或饮食不节，饥饱失调，素食肥甘，湿热内生，影响肝胆疏泄和脾胃运化。肝胆湿热是其主要病机。故方中用栀子、黄芩、金银花清热泻火，防己、茵陈利湿清热，木香、厚朴理气止痛。研究证实，方中黄芩、栀子、金银花、厚朴有较好的抗炎作用，黄芩、栀子、茵陈有利胆作用，木香、防己、黄芩有解痉止痛作用。诸药合用共奏清热利湿、理气止痛之功。适用于慢性胆囊炎或慢性胆囊炎急性发作、具有肝胆湿热症状的患者。

【引自】张秋霞. 利胆汤治疗慢性胆囊炎86例. 中医研究，2003，16(2)：31.

◆ 读案心悟

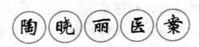

李某，女，40岁。因上腹剧痛，伴发热、呕吐前往某院急诊，经检查确诊为"急性胆囊炎"，留观治疗3日后，病情缓解，患者要求出院。2个月后病复发，经当地医院医治缓解，以后反复发作，苦不堪言。症见右上腹胀痛，呈阵发性加剧，有灼热感，疼痛放射至右肩部，伴有口苦，纳呆，恶心欲吐，嗳气，食后胀痛加重，小便黄，大便稍结，面色稍萎黄，舌质淡红、苔黄腻，脉弦滑。右上腹有压痛，无反跳痛，胆囊区有叩击痛，墨菲征阳性，肝功能正常。B超示慢性胆囊炎。中医诊断：胁痛。

【辨证】肝胆湿热型。

【治法】疏肝理气，清热利湿。

【处方】清胆汤加味：柴胡、黄芩、郁金、延胡索、姜半夏、赤芍、枳实、生大黄、香附各10g，茵陈20g，金钱草30g，甘草5g。

每日1剂，水煎，早、晚分服，连用10日为1个疗程，连用2～3个疗程。5剂，水煎服。药后疼痛明显缓解，右上腹压痛减轻，墨菲征阴性，食欲增进，小便稍黄，大便正常，药已收效，继服原方4剂，诸症消失。为巩固疗效，原方去黄芩，生大黄易熟大黄，加白术10g，茯苓15g，鸡内金10g，继服10剂，诸症全消。B超示无异常，随访2年未再复发。

◆ 解析

《黄帝内经》中云："胆胀者，胁下胀痛，口中苦。"胆为中清之腑，输胆汁以传化水谷而行糟粕，以通降为顺，最忌瘀滞。现代医学对慢性胆囊炎多采用抗生素非手术治疗，但疗程长而疗效不佳，易复发。

清胆汤方中柴胡、黄芩入少阳胆经，柴胡

◆ 读案心悟

味苦辛，性微寒，疏肝开郁，透表泄热；黄芩苦寒，清热燥湿；两药配伍，既可疏肝胆之气机，又可清内蕴之湿热，相得益彰，清胆泄热。郁金味辛苦，性微寒，入肝胆经，为疏肝利胆之要药；合延胡索行血中之气以止痛；香附行气中之血，配枳壳宽中理气，两药合用，利胆行气活血，善治胆道病引起的上腹胁肋疼痛；金钱草利胆溶石；大黄攻导积滞，通窍逐邪，通下利胆；芍药、甘草酸甘缓急止痛。诸药合用，疏肝理气，清热利湿，缓急止痛。

【引自】陶晓丽. 清胆汤治疗慢性胆囊炎38例. 湖南中医杂志，2003，19(3)：38.

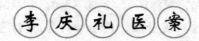

李庆礼医案

患者，男，45岁。主诉：12日前出现右下腹疼痛，曾患阑尾炎用青霉素治疗9日，右下腹疼痛消失，但出现右胁及腹部胀痛，大便秘结，肛门急胀，曾用小柴胡汤加大黄服药3日，病情未见好转。症见右胁及腹胀痛，嗳气，食欲缺乏，恶心欲吐，精神萎靡，目黄，尿黄，便秘，肛门急胀，舌红苔黄腻，脉弦数。B超检查示急性胆囊炎，右肝管结石。诊断：急性胆囊炎。

【辨证】肝胆湿热，大肠热结。

【治法】疏肝利胆，清热泻下。

【处方】大柴胡汤加减：柴胡15g，枳实12g，黄芩10g，炒黄连12g，川厚朴12g，郁金12g，白芍12g，大黄15g，玄明粉15g，甘草3g。

水煎服，每日1剂，每日3次。次日药后，腹泻3次，腹胀痛及右胁痛大减，食欲转佳，精神好转，苔黄厚腻退化，脉弦缓。原方去大黄、玄明粉，加茯苓15g，茵陈15g。调治1周，症状全部消失。

◆解析

　　急性胆囊炎属于中医学"胁痛"范畴。主要是足厥阴肝经与足少阳胆经发病。《黄帝内经·缪刺论》中云："邪客于足少阳之络，令人胁痛不得息。"《灵枢·五邪篇》中云："邪在肝则两胁中痛。"本病是脾胃升降失调故恶心、呕吐、食欲缺乏；在肠传导失职故大便秘结。按六经辨证属少阳阳明同病。大柴胡汤具有和解少阳、通泄阳明的功效。几年来运用本方对24例急性胆囊炎或慢性胆囊炎急性发作的临床治疗观察，结果证明本方对急性胆囊炎或慢性胆囊炎急性发作，其表现具有发热、腹痛拒按、大便秘结、苔黄腻等症状者，一般均可获得满意疗效。但临床应用时必须随症加减变通、灵活使用，才能取得更好的疗效。另外本病还须调节饮食，进清淡易于消化的食物，忌食油腻辛辣之品，尤其忌惮食油煎鸡蛋，这对促进痊愈和巩固疗效均有一定帮助。

　　【引自】李庆礼. 大柴胡汤治疗急性胆囊炎24例体会. 现代中西医结合杂志，2005，14(11)：1402.

◆读案心悟

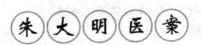

朱 大 明 医 案

　　方某，男，32岁。因右上腹疼痛5日，加重1日。5日前，自觉右上腹痛，食欲不佳。1日前，因赴宴吃油炸鸡蛋2个，右上腹突然疼痛加剧，为持续性疼痛，并伴有阵发性剧痛，向右背部放射。恶心呕吐，呕吐物为绿色胆汁。发热恶寒，口渴饮冷，大便秘结，舌红苔黄腻，脉弦数。查体：体温

39.2℃，脉搏96次/分，血压110/70mmHg，面潮红，巩膜不黄，腹平坦，右上腹有明显压痛、反跳痛及腹肌紧张，胆囊未触及。B超显示胆囊肿大，囊壁毛糙，腔内见少许细小强光团，后伴声影，囊后壁见沉积的胆汁。提示急性胆囊炎伴结石。血常规：白细胞计数$14.2×10^9$/L，中性粒细胞0.87，肝功能、尿二胆、血尿淀粉酶均正常。西医诊断：急性胆囊炎伴结石；中医诊断：胁痛。

【辨证】肝胆气郁，湿热内聚。

【治法】疏肝理气，清热除湿，缓急止痛。

【处方】四逆散合小陷胸汤加味：白芍100g，茵陈50g，枳实、半夏、甘草各30g，瓜蒌、黄芩各20g，柴胡、大黄（泡服）、芒硝（冲服）各15g，黄连12g。

水煎服，每日1剂。服1剂后，解稀溏便甚多，腹痛减轻。

二诊：体温37.8℃，血白细胞计数$10.0×10^9$/L，去大黄、芒硝、瓜蒌，减茵陈量为30g，白芍30g，甘草10g，加神曲、麦芽各20g，山楂、金钱草各30g，鸡内金15g，连服2剂。

三诊：体温37.2℃，血常规正常，右上腹隐痛、腹肌紧张及反跳痛消失，以柴芍六君子汤加失笑散治疗4日后病愈。

◆ 解析

本病属于中医学"胁痛"范畴。《黄帝内经·热论篇》中云："三日少阳受之，少阳主胆，其脉循胁络于耳，故胸胁痛而耳聋。"《灵枢·经脉篇》中云："是动则口苦，善太息，心胁痛，不能转侧。"

其具体治法，张景岳在《景岳全书·卷之二十五·胁痛》中指出"邪在少阳，身发寒热而胁痛不止者，宜小柴胡汤……若外邪未解而兼气逆胁痛者，宜柴胡疏肝散主之。"

四逆散、小陷胸汤合用，既增强了疏肝

◆ 读案心悟

解郁、消积导滞、缓急止痛的作用，又清利了肝胆的湿热、消除了胆囊的炎症反应。"四逆散"中柴胡疏肝解郁、利胆止痛；白芍、甘草相伍为"芍甘汤"，酸甘养阴，养血柔肝；枳实、白芍相配名"枳实芍药散"。《金匮要略·产后病脉证治第二十一》第5条云："产后腹痛，烦满不得卧，枳实芍药散主之。"金匮枳实芍药散原治产后气滞血瘀、气机不通之腹痛，而胆囊炎之腹痛病机亦是如此，故用之。枳实行血中之气，白芍和血治腹痛，使气血顺通，腹痛得除。"小陷胸汤"中黄连为高效杀菌消炎药，加用黄芩清热解毒，能尽快消除胆囊的炎性病变；半夏是中药中的麻醉药，既能麻醉胃的知觉神经而止呕，又能解除胆囊的痉挛而止痛；瓜蒌润肠通便，再增配大黄、芒硝荡涤肠胃的积滞和污秽之物；茵陈引诸药直达肝胆，使肝胆热毒尽快排出体外，热毒尽而炎症除，则病速愈也。

【引自】朱大明. 四逆散合小陷胸汤加味治疗急性胆囊炎80例. 四川中医，2002，20(1)：38.

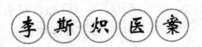

李斯炽医案

陈某，男，68岁。1975年11月7日初诊。患者于1个月前即病，胁痛腹胀，胸闷不思饮食，四肢乏力，头痛身重，午后低热，小便色黄，大便溏薄。经某医院检查，诊断为胆囊炎。经治疗未见效果，病情更有发展，目前更加少气乏力，面色微黄不泽，两足已不能任地，进食则呕吐，大便不爽。脉弦细而濡数，舌白腻微黄。

【辨证】肝郁乘脾兼湿热。

【治法】疏肝运脾，清利湿热。

【处方】柴胡6g，枯黄芩9g，滑石12g，厚朴9g，白豆蔻3g，法半夏9g，冬瓜子12g，瓜蒌20g，木通6g，竹叶9g，郁金9g，枳实9g。水煎服。

二诊：服上方4剂后，呕吐已止，能稍进饮食，大便稍爽，头身疼痛大减，精神亦有好转，但睡眠欠稳，胁间仍疼痛如故。因考虑湿热久羁，最易劫阴，故去柴胡、枯黄芩，加入刺蒺藜、牡丹皮、白芍，疏肝调气而不损阴分，以茯苓易木通，因起大便稍爽，故以枳壳易枳实，瓜壳易瓜蒌，加重梳理胸胁滞气。

【处方】刺蒺藜12g，牡丹皮9g，白芍21g，滑石12g，厚朴9g，白豆蔻3g，法半夏9g，冬瓜子12g，茯苓9g，瓜蒌9g，竹叶9g，郁金9g，枳壳9g。

三诊：服上方已得显效，即续服10余剂。目前诸症大减，饮食增进，二便正常，精神更加好转，胸闷、低热现象均已消除。目前两足已能任地，但尚有腿软感觉，舌上腻苔已退，微觉口中干燥，胁间犹觉不适，多食则胃脘不舒。看来湿热虽基本消退，但肝脾尚不调和，再予疏肝运脾、健胃兼顾阴分之法。

【处方】刺蒺藜12g，牡丹皮9g，白芍12g，郁金9g，沙参12g，天花粉9g，山药12g，枳壳9g，神曲9g，茯苓9g，生谷芽15g，甘草3g。

四诊：续服上方8剂后，诸症已基本痊愈，只微觉口渴，行走不如昔日之矫健，脉尚微数。此为久患湿热伤阴、津液不足、筋脉失养之故。拟益胃汤、二至丸加味以调理之。

【处方】沙参12g，山药12g，石斛9g，芡实12g，生谷芽15g，白芍9g，桑枝30g，牛膝9g，女贞子12g，墨旱莲12g，麦冬9g，天花粉12g，甘草3g。

经上方治疗后，诸症皆除。经随访数月，情况一直良好。

肝胆病

名医验案解析

◆解析

《温病条辨》谓："头痛恶寒，身重疼痛，舌白不渴，脉弦细而濡，面色淡黄，胸闷不饥，午后身热，状若阴虚，病难速已，名曰湿温。"本例所表现之症，与此颇相类似，故本案应属湿温范畴。究其病机，胁痛脉弦为肝郁，肝郁乘脾则出现不思饮食，甚至进食即吐，以及腹胀、大便不爽等脾滞现象。脾不健运，则湿从内生，故身体沉重，面色萎黄。湿郁化热，故有午后低热、大便溏薄、小便色黄、脉象濡数、舌腻微黄等湿热见证。脾主四肢，脾为湿热所困则四肢乏力，且"湿热不攘，大筋软短，小筋时弛长，软短为拘，弛长为萎"（《素问·生气通天论》）。固有两足不能任地之症。湿热之邪壅于上则见胸闷。综合以上病机分析，本例为肝郁乘脾、兼挟湿热之证，治法以疏肝运脾、清利湿热为主，方用三仁汤加减化裁，其中柴胡、郁金疏肝解郁，厚朴、枳实、白豆蔻、法半夏运脾止呕，黄芩、冬瓜子、木通、滑石清利湿热，竹叶以清上，瓜蒌以宽胸。

【引自】李斯炽. 李斯炽医案. 成都：四川科学技术出版社，1983.

◆读案心悟

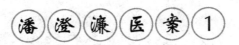

潘 澄 濂 医 案 ①

王某，男，39岁。阵发性寒热，出现黄疸，伴右上腹部疼痛，每隔12～15日发作1次，已达半年余。实验室检查：白细胞计数28.3×10^9/L，中性粒细胞0.93，淋巴细胞0.07；尿胆素阳性；总蛋白及白、球比值正常，黄疸指数35U，凡登白反应直接、间接均阳性，脑磷脂絮状试验（＋），硫酸锌浊度试验9U，胆固醇5.2mmol/L（200mg/dl）；胆汁培养为大肠埃希菌。

先后在几家医院住院4次，诊断为慢性胆囊炎急性发作。数月来，先时觉腹中隐痛，旋即寒热往来，继而出现黄疸，口苦，恶心，胃纳减退，大便在发病时出现白色，多便秘，小溲黄赤，舌苔中后微黄带浊，前半白腻，脉象弦滑。

【辨证】湿过热伏，胆腑不净。

【治法】化湿清热，疏胆和胃。

【处方】柴胡9g，黄芩9g，茵陈9g，黑山栀9g，升麻3g，玄明粉9g，郁金9g，枳壳6g，败酱草10g，厚朴10g，半夏8g，甘草6g。

服上方30余剂后，基本控制了反复发作，继以原方去厚朴、茵陈，加党参、当归等，连服100余剂，体重增加10kg，恢复工作。追踪观察3年，身体健康。

◆ 解析

发病虽达年余，然湿热之邪，始终在气分流连，故以化湿清热、疏胆和胃之剂，经服药30余剂，病变得以控制，继进补益以巩固疗效。本例病变反复发作，其所以得能控制者，可能与方中具有升清降浊，即解毒和利胆作用的升麻和玄明粉，有着密切的关系。

【引自】浙江省中医研究所文献组.潘澄濂医案选.北京：人民卫生出版社，2006.

◆ 读案心悟

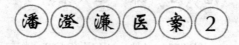

潘 澄 濂 医 案 ②

何某，女，60岁。患者于1960年5月间，突感上腹部胀痛、恶心呕吐，继即发热达40℃，间日而作，曾服西医奎宁、苯巴比妥（鲁米那）等无效，症状加剧，先巩膜黄染，仍如某医院。西医诊断：急性胆囊炎。经治疗后症状仍未改善，自动出院，至本所治疗。现症：形瘦神疲，鼻下如煤烟，面目遍身悉黄，色晦暗，体温39.5℃，右胁下有痞块，拒按而作痛，腹壁紧张，饮食入口则吐，大便秘结，小便短赤，腰背疼痛不能转侧，舌苔前半光绛而干，中厚黄糙，脉象弦细而数。

【辨证】湿热伤阴，肝胆瘀滞。

【治法】育阴清热，疏肝疏胆。

【处方】生鳖甲10g，鲜生地黄12g，银柴胡9g，当归尾10g，生白芍12g，桃仁6g，炙乳香、炙没药各6g，延胡索9g，枳壳9g，全瓜蒌9g，茵陈10g，山栀子9g，生甘草6g。

二诊：服上方3剂后，身热即退，大便得通，痞块疼痛亦轻。复诊时以原方加党参，去乳香、没药，连服13剂，黄疸退净，精神好转，唯腰痛未除，乃于原方去茵陈、山栀子、牛膝、桑寄生，继服15剂，痞块消失，腰痛亦止。追踪观察2年余，均属正常。

◆ **解析**

邪从热化，伤阴劫液，故宗温病热邪入营之治法，主以育阴清热。由于患者右胁下尚有压痛之痞块存在，正如张景岳所说："盖血积有形而不移，或坚硬而拒按。"这是血积气滞之明征，故又不得不以调气活血之药，直捣巢穴，以消其痞，这是一种攻补兼施法。所谓攻者，攻其痞；所谓补者，救其阴。换句话说，亦是整体与局部相结合的辨证施治法。

【引自】浙江省中医研究所文献组. 潘澄濂医案. 北京：人民卫生出版社，2006.

◆ **读案心悟**

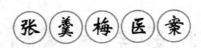

张 菫 梅 医 案

王某，女，43岁。1972年4月10日初诊：主诉右胁下有块状物已5个月。1971年11月，因右胁部疼痛，赴上海某医院门诊检查，发现右胁下一块状物，约5cm×8cm大小，做超声波检查，右肋下块物为囊性，有液平。经西药治疗后，右肋下块状物仍存在，转来中药治疗。有慢性胆囊炎及胆石症病史。诊断：梗阻性胆囊炎，胆石症，胆囊积液。中医辨证：左肋疼痛，时时泛恶，痛处拒按，有鸡蛋大块形。脉弦、苔腻。

【辨证】气滞血瘀。

【治法】祛瘀消症，疏肝利胆。

【处方】荆三棱9g，蓬莪术9g，金钱草60g，硝矾丸（分吞）4.5g，青皮、陈皮各4.5g，赤芍、白芍各9g，生大黄（后下）3g，车前子（包）30g，生甘草3g。

上方加减服用1个月余，胆囊逐渐缩小，以致不能触及。应用参苓白术散加金钱草、硝矾丸善后。

◆解析

本病例属"症积"范畴，应用消症积汤治疗。消症积汤是张老医师经验方，主要应用于胆囊肿大积液者。胁肋属肝，右肋下块物则属于肝经积血，荆三棱有通肝经积血的作用，与蓬莪术同用，则破血祛瘀、消积止痛的作用更好。大黄也是下瘀血，破症瘕积聚的要药，同时有利肝作用。车钱子配合赤白芍，则养肝柔肝的功效更佳。其他如青皮、陈皮、金钱草、硝矾丸等，有疏肝、利胆、消石的作用。

【引自】张龑梅.临证偶拾·张龑梅医案.上海：上海科学技术出版社，1979.

◆读案心悟

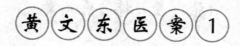

黄 文 东 医 案 1

陈某，女，42岁。1975年1月10日初诊。6年前患胆囊炎，以后每年发作，去年发病2次。近来右胁时时疼痛，牵及右肩酸痛，纳呆，食后作胀已2个月余。面色萎黄，口干且苦，大便燥结，数日1次，尿黄。舌苔薄，脉细弦。

【辨证】肝胆湿热，气机郁滞，化火伤阴。

【治法】疏肝利胆，泻火养阴。

【处方】柴胡6g，制大黄9g，赤芍、白芍各9g，延胡索9g，木香9g，郁金9g，玄明粉（分冲）9g，金钱草30g，北沙参12g，麦冬9g。

二诊：服药后右胁疼痛明显减轻，大便每日1次。苔薄黄，脉细弦。再拟前法加减。原方去玄明粉。6剂。

三诊：近来未见胁痛，唯少腹微微作胀，略感头晕。气阴未复，胃纳较差。舌淡红、苔薄，脉细弦。为防复发，再从前法加减。

【处方】北沙参12g，麦冬9g，柴胡6g，制大黄9g，赤芍、白芍各9g，延胡索9g，木香9g，郁金9g，金钱草30g，焦山楂、焦神曲各9g。

◆ 解析

　　方用大柴胡汤加减。大黄与玄明粉同用，泻热通腑，配合郁金、金钱草等利胆作用颇为显著。因久病未愈，经常发作，脾胃不健，饮食减少，苦寒攻下药不宜久用，故二诊起即除去玄明粉。三诊加焦楂曲以和胃消食。鉴于患者形瘦色萎，口干，故加沙参、麦冬之类以清养气阴，贯彻于治疗的始终。此类患者今后不但要注意饮食之调节，当大便不通畅时，必须及时服用利胆通腑之剂，以防复发。

【引自】上海中医学院.黄文东医案.上海：上海人民出版社，1977.

◆ 读案心悟

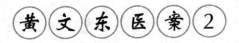

黄 文 东 医 案 ②

顾某，女，42岁。1974年12月6日初诊。右胁隐痛，牵引背部，反复发作已四五年。此次病发，伴呕吐发热，口干口苦，大便干结，厌食油腻。脉细弦，舌苔薄腻。此为肝胆不和、气滞湿阻之象。外院检查胆囊超声波收缩功能差，口服胆囊造影，胆囊显影不佳，脂肪餐1小时后胆囊收缩1/3。

【辨证】肝胆气滞，湿浊壅滞。

【治法】疏肝利胆，理气化湿。

【处方】柴胡9g，郁金9g，赤芍15g，姜半夏9g，青皮、陈皮各9g，金钱草30g，生山楂15g，槟榔9g。

二诊：服前方4剂后，胁痛大减，大便通，但觉胃纳不香，神疲无力，劳累后背部酸楚。脉细弦，舌苔薄。原法续进。前方去槟榔，加当归12g。服药6剂，疼痛基本消除。

◆ 解析

《黄帝内经》中说："胆胀者，胁下胀痛，口中苦，苦太息。"以上症状的描述，与胆囊炎、胆结石症颇为相似。故用柴胡、郁金、金钱草以疏肝利胆，赤芍、槟榔、山楂以化瘀破气散结，姜半夏、青皮、陈皮以和胃降逆。总之，本例仍胆腑为病，六腑以通为用，故用药忌黏滞而贵灵动。如患者舌苔黄，大便干，可加大黄以清热通腑。

【引自】上海中医学院.黄文东医案.上海：上海人民出版社，1977.

◆ 读案心悟

肝胆病

名医验案解析

第九章　慢性胆囊炎

　　慢性胆囊炎是胆囊疾病中最常见的疾病。本病有时为急性胆囊炎的后遗症，但多数病例并无急性发作史。大多数的慢性胆囊炎都有胆道梗阻或胆汁流通不畅等因素存在。慢性胆囊炎的临床表现随病理变化的程度及有无并发症而表现有所不同，轻者可无症状，一般患者有轻重不同的腹胀、上腹部或下右上腹不适感、持续性疼痛或右肩胛区放射性疼痛。胃中有灼热感、嗳气、泛酸，特别是在饱餐后或进油煎及高脂肪食物后加剧。

　　中医学认为，本痛是由于饮食不节、进食油腻食品、寒温不调、情志不畅及虫积等因素，导致肝胆气滞、湿热壅阻、通降失常而成。

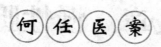

名医小传

肝胆病

名医验案解析

何任，浙江杭州人。1940年毕业于上海新中国医药大学。1955年后，任浙江中医学院院长，中华全国中医学会第二届常务理事。他潜心于中医教育事业，培养了一批中医人才。临床长于内科、妇科病的治疗。喜用"金匮方"，对湿温急证及胃脘痛、崩漏等疑难杂病疗效显著。对《金匮要略》的研究，颇见功力，著述甚丰。

患者，女，45岁。右上腹部时痛，痛时放射至右肩胛部。曾有溲黄及胆红素阳性，血谷丙转氨酶轻度增高。B超诊断：胆囊炎伴少量小结石。曾因进食油腻等物而反复发作多次，发作时用阿托品及中药胆石冲剂、小柴胡汤等。现胸膈闷滞，腹痛并有热灼感，泛泛欲吐，纳滞厌食，大便偏溏，舌苔黄腻，脉弦。

【辨证】上热下寒证。

【治法】平调寒热，和胃降逆。

【处方】黄连汤：党参15g，黄连6g，炙甘草6g，桂枝6g，姜半夏10g，干姜6g，大枣10g。

7剂，水煎，每日1剂。复诊谓药后胸闷腹痛减轻，泛恶亦平，大便渐成形，胃纳有增。再续原方14剂，以后较长时期未再复发。

◆ 解析

胆囊炎之主要症状，属中医学胁痛、腹痛、胆胀、癖黄一类。凡饮食失当，情绪失调，或受外邪，湿热蕴结，肝气郁滞，升降失司，胆汁阻滞，可以见身热、胁痛、黄疸等症。肝胆之气失和又常致脾胃受病而厌食、呕吐等。常见之"胁痛"，其病机总包括在肝气郁结或瘀血停着、肝

◆ 读案心悟

阴不足、外邪侵及诸端。而此四端又可互相影响，互相兼见，可据症而辨治，其处方如小柴胡汤、柴胡疏肝散、旋覆花汤、逍遥散等为常用。何老遇慢性胆囊炎或伴有胆石症，症见"胸中有热，胃中有邪气"，胁腹痛欲呕者，即以黄连汤为首选方，寒热并投，用以升降阴阳，上下兼治，寒散热消，胃和逆降，其症自愈，且愈后少复发。黄连汤不仅对胆囊炎疗效明显，而且对急慢性肠胃炎、某些溃疡病及其他肠胃病，只要见证有胁痛、心下痞满、恶心呕吐、腹痛、食少，或下利等，辨证属于阴阳失调、寒热上下者，均可以和调升降。

【引自】何若苹. 何任治疗杂病验案2则. 江西中医药，2001，32(2)：17.

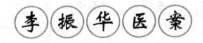

李 振 华 医 案

贺某，男，33岁。2005年7月5日初诊。患者因经商事有不遂，于2005年2月下旬开始感到右胁胀痛，时或牵引背部，在河南省某医院B超检查提示慢性胆囊炎。服清肝利胆口服液、舒胆胶囊、胆宁片等，痛稍减。上月初又因情志不舒致右胁胀痛加重，伴有脘胀闷，食后尤甚，食欲缺乏，嗳气，厌食油腻，身倦乏力，大便溏薄，日行2次。查其面色萎黄，形体消瘦，舌质淡，舌体胖大、边有齿痕，苔白腻，脉弦滑。临床诊断：脾虚肝郁，湿邪内蕴之胁痛（慢性胆囊炎）。症见胸脘胀闷，食欲缺乏，嗳气，厌食油腻，身倦乏力，面色萎黄，形体消瘦，大便溏薄，等等。

【辨证】肝郁气滞，脾虚湿盛。

【治法】健脾祛湿，疏肝理气，通络止痛。

【处方】健脾利胆通络汤加减：党参15g，白术12g，茯苓15g，青皮10g，半夏10g，广木香6g，砂仁8g，厚朴10g，郁金10g，柴胡6g，延胡索10g，川楝子12g，乌药10g，焦三仙（焦山楂、焦神曲、焦麦芽）各12g，甘草5g。

每日1剂，水煎服。服药15剂，胁肋胀痛大减，胸脘胀闷、食欲缺乏、嗳气亦有所减轻，为肝气郁结之象已有疏解，大便仍溏未受到影响，胃尚未充健，湿蕴中焦，故去柴胡、川楝子，加薏苡仁、泽泻，健脾利湿。又服15剂，胁痛、腹胀、嗳气基本消失，大便成形，每日1次，纳食正常，但仍感乏力，此为脾健肝疏，中焦湿邪已除，久病正气尚未全复，故还感乏力，上方去泽泻，加生黄芪，以益气扶正。再服25剂，诸症状悉平，嘱续服香砂六君子丸1个月，以巩固疗效。

◆ 解析

◆ 读案心悟

气血瘀滞胁痛当肝脾同治。本例患者因情志不畅，致肝气郁结，肝脉不畅而胁痛；气滞日久，血行不畅，胁络痹阻，则胁痛益甚；又因木郁克土，肝郁脾虚，损伤脾胃，中焦升降失常，气血化源不足，则有食欲缺乏、嗳气、身倦乏力等。治疗时宜肝脾同治，方拟健脾利胆通络汤加减。药取党参、白术、茯苓健运脾土，一则振奋中焦气血化生之源，二使运化水湿功能复常；柴胡、青皮、木香、厚朴、川楝子、乌药疏肝止痛，化湿调中，使三焦气机通畅，肝郁解则胁痛止；郁金、延胡索活血止痛，解郁利胆；焦三仙助脾健胃，消食化积；肝若急，急用甘草之甘以缓之，且有调和诸药之意。诸药为伍，使肝气疏，脾气健，胁痛止，气血充，则诸症状除。

【引自】贺兴东，等.当代名老中医典型医案集·内科分册.北京：人民卫生出版社，2014.

蒲辅周医案 ①

黄某，女，48岁。因畏寒发热，右上腹疼痛1天半急诊。既往有慢性胆囊炎、胆石症病史，此次因喝喜酒后，当晚疼痛发作，并伴有寒战，旋即高热达40℃，恶心呕吐，吐出黄水，口苦口黏，大便未解，尿黄赤，脉弦数，舌苔黄腻。查体：巩膜轻度黄染，右上腹肌肉紧张，有压痛，胸胁苦满，墨菲征阳性，查总胆红素44.46μmol/L（2.6mg%），谷丙转氨酶185U/L。

【辨证】少阳、阳明合病。

【治法】和解少阳，内泻热结。

【处方】柴胡30g，黄芩15g，白芍30g，枳实10g，法半夏10g，全瓜蒌30g，陈皮10g，竹茹6g，酒大黄（后下）6g。

3剂后复诊诉：服药次日仍稍有往来寒热，但体温最高仅38℃，大便已解，疼痛缓解，3剂服完已无发热，未再疼痛，大便日两三次，为稀便。乃改用四逆散合小陷胸汤治之。

【处方】柴胡15g，枳实10g，白芍30g，黄连6g，法半夏10g，全瓜蒌30g。

7剂后复查总胆红素在17.1μmol/L以下，谷丙转氨酶正常。嘱注意饮食，避免反复发作。

◆解析

本案患者有慢性胆囊炎、胆石症病史，因饮食不慎致胆囊炎急性发作，以黄疸为主要表现，辨证属阳明湿热发黄，然而病之本在肝胆，肝胆之气机疏泄失常，故本案属少阳、阳明合病，蒲老拟大柴胡汤加减以和解少阳，内泻热结。药后疼痛缓解，然仍有往来

◆读案心悟

寒热，再予四逆散合小陷胸汤，疏理肝胆之瘀滞，清化未散之热结，则黄疸可退，肝功能恢复正常。

【引自】高辉远.蒲辅周医疗经验.北京：人民卫生出版社，2005.

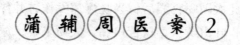

蒲 辅 周 医 案 2

王某，女，50岁。1961年5月16日初诊。患胆囊炎，经抗生素治疗好转，但3个月后又复发，右胸胁前后均痛，并向肩背部放射作痛。恶心，有时呕吐，嗳气，食欲不佳。大便干燥，每日11次，小便正常，睡眠不佳。月经过去提前，现常错后，头有时发晕。脉右寸弦、尺弱、关滑，左寸尺沉细、左关弦大有力，舌微有黄苔。

【辨证】胆火上逆，影响胃气。

【治法】清胆和胃降逆。

【处方】柴胡4.5g，白芍6g，炒枳实4.5g，炙甘草3g，吴茱萸1.5g，桂枝（去皮）3g，当归4.5g，川芎3g，香木瓜4.5g。3剂。

5月20日二诊：服药后自觉好转，两侧胸胁稍隐痛，右季肋下痛，仍向右肩背放射，纳食欠佳，睡眠仍不好，大、小便已正常，有时口苦。舌质红苔黄腻，脉沉濡，关弦数。仍宜疏肝降逆。原方加黄连3g。3剂。

5月23日三诊：药后胸胁疼痛减轻，睡眠及食欲仍不佳，耳鸣，右上肢麻木，二便调。舌质红，黄腻苔渐退，脉略缓和。宗原方加佛手3g，生姜3片。5剂。

5月30日四诊：服药后右胸胁下痛减。两天未服药又觉疼痛，睡眠好转，头晕，食欲略增，口苦，右耳鸣，大便略干，小便正常。脉弦缓有力，黄腻苔已减。病势正在好转之中，治宜育阴潜阳，改药末缓治之。

【处方】炙甘草60g，白芍60g，大枣30g，小麦90g，龟甲60g，鳖甲60g，石决明60g，珍珠母90g，刺蒺藜60g，石斛30g，炒枳实30g，火麻仁90g，柏子仁90g，肉苁蓉30g。

共研为粗末，分成30包，每日1包，水煎，加一小汤匙蜂蜜，和匀，2次分服，感冒停服。

6月27日五诊：服药后右胁下疼痛减，睡眠好转，食欲增加，口已不腻，右耳尚鸣。检查认为是传导性耳聋。有时右手右面部均有发麻感，二便正常。脉已缓和，舌微有黄苔。前方去蒺藜，加地骨皮30g，女贞子30g，酸枣仁30g，桑枝90g。共研为粗末，分60包，煎服法同前。

◆ 解析

蒲老辨本案为肝火上逆，胃气失和之证，治以四逆散、左金丸加减，使肝火清，胃气降。药后自觉好转，蒲老又以龟甲、鳖甲、石决明、珍珠母育阴潜阳安神之品改善因阴虚阳亢引起的睡眠不佳、头晕等症，且诸药为末，缓图疗效。

【引自】董建华，等.中国现代名中医医案精华.北京：北京出版社，2002.

◆ 读案心悟

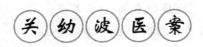

郝某，女，68岁。1965年7月5日初诊。2天前右上腹突然剧痛，伴有发热、恶心、呕吐。当日下午去某医院急诊，发现巩膜及皮肤轻度黄染，诊为慢性胆囊炎急性发作，胆石症。观察治疗2天，黄疸逐渐加重。今日上午来我院门诊，收入病房。西医诊断：胆石症。诊查：高热持续不退，口渴喜饮，大汗出。小便短赤，大便5日未解。舌苔干黄、舌质红，脉弦滑数。

【辨证】肝胆湿热，兼感暑邪。

【治法】清热利湿，活血退黄，佐以祛暑。

【处方】茵陈90g，金银花30g，川黄连3g，鲜藿香15g，生石膏25g，金钱草60g，赤芍、白芍各10g，杏仁10g，当归10g，牡丹皮10g，冬葵子12g，天花粉25g，连翘12g，鲜石斛30g，延胡索10g，六一散（包）12g，紫雪3g。

7月6日二诊：同时静脉滴注5%葡萄糖生理盐水1500mL，加维生素C 1.0g。服上药1剂后，排便4次，体温下降（最高达37.8℃），睡眠尚好。今晨神志清醒，体温37.5℃，自觉口干思饮。舌苔黄干，脉弦滑。黄疸未退尽、腹痛已解。上方去生石膏，加鲜佩兰15g，鲜白茅根30g。已能进流食，未输液。

7月7日三诊：体温正常，昨日排便3次，精神转佳。上方去连翘、紫雪，茵陈改为60g。

7月8日四诊：体温正常，腹痛未作，能起床活动，进食后胃部稍感不适。舌苔薄黄，质淡红，脉弦滑。

【处方】茵陈30g，金银花30g，川黄连3g，鲜藿香15g，六一散（包）12g，金钱草60g，赤芍、白芍各10g，杏仁10g，冬葵子12g，天花粉25g，鲜白茅根30g，紫菀3g，加味保和丸10g（同煎）。

7月12日五诊：服上方药4剂后，精神体力恢复，二便正常，黄疸完全消退。复查血胆红素6.84μmol/L（0.4mg%），黄疸指数4U，谷丙转氨酶400U/L，麝香草酚浊度试验3.5U。继续治疗。

◆ 解析

　　胆石症患者常伴有慢性胆囊炎，本案患者为慢性胆囊炎急性发作，肝胆湿热之邪弥漫三焦，散见巩膜、皮肤黄染，右上腹疼痛，恶心，呕吐；兼感暑邪则高热持续不退，口渴，大汗出。关老以清热利湿，活血退黄立法，六一散用于方中兼以祛暑。关老方中茵陈90g，金钱草60g，且药味多，药量重，患者年68岁，正气已虚，临床运用是尤应辨证准确，兼顾病者的体质及其承受能力，把握不大时，不提倡药物的用量过大。

　　【引自】董建华，等. 中国现代名中医医案精华. 北京：北京出版社，2002.

◆ 读案心悟

谢海洲医案

戴某,女,30岁。1985年11月28日初诊。主诉:右胁阵发性绞痛20余年,加重1个月。患者从七八岁开始,经常发生右上腹及胁部绞痛,进食油腻后加重,伴恶心呕吐,疼痛向肩背部反射,大便正常。在本国时3个月左右发作1次,来中国后约1个月发作1次,每次发作持续2天左右可自行缓解。曾在本国做胆囊造影及消化道造影,诊为"胆囊炎"。既往史:在新生儿时期,曾患溶血性贫血,并有13年吸烟史。查体:球结膜及皮肤无黄染。舌苔微黄,舌质正常。左脉沉滑,右脉沉滑略细弦。B超示胆囊大小为5.1cm×10.3cm,胆总管0.6cm,胆囊壁上有多个形态不规则的强光团,最大约0.7cm×0.6cm,后无声影,不随体位移动。肝、脾、胰正常。提示胆囊大,胆囊赘生物,胆囊炎并胆囊炎性渗出物可能性大。总胆红素58.41μmol/L(3.3mg/dl),HBsAg阴性,谷氨酰转移酶及麝香草酚浊度试验正常。血红蛋白144g/L,红细胞计数$6.01×10^2$/L,白细胞计数$9.2×10^9$/L,中性粒细胞0.58,淋巴细胞0.4,单核细胞0.01,嗜酸性粒细胞0.01。

【辨证】气血郁滞,木郁犯土。

【治法】调肝疏郁,行气和中,佐以活血化瘀。

【处方】燮枢汤加减:柴胡10g,黄芩10g,半夏10g,炒川楝子12g,红花10g,皂角刺6g,泽泻15g,白蒺藜10g,香附10g,焦四仙(焦神曲、焦山楂、焦麦芽、焦槟榔）各40g，丹参30g，檀香（后下）6g，砂仁5g。7剂，水煎服。

患者服药40余剂，疼痛不再发作。1986年4月3日复查：无不适症状，脉沉细而缓，舌苔微黄。B超复查：胆囊前后径4.7cm，囊壁光滑，胆总管内径0.6cm，胆囊疾病已经痊愈。再予下方7剂，巩固疗效。

【处方】柴胡10g，黄芩10g，半夏12g，橘红12g，茯苓25g，炒川楝子10g，红花10g，皂角刺5g，白蒺藜10g，香附10g，丹参30g，檀香（后下）6g，砂仁6g。7剂，水煎服。

◆ 解析

肝经布两胁，肝胆枢机不利多疏泄失职则胁肋疼痛，木郁犯土，土木失和则恶心呕吐，患者右胁阵发性绞痛20余年，"久病入络"，故谢老在调肝疏郁、行气和中的基础上佐以活血，以燮枢汤加减。方中柴胡疏泄肝胆瘀滞之气机，黄芩清泄肝胆之郁热，川楝子、皂角刺、白蒺藜、香附、檀香行气解郁止胁痛，半夏、焦四仙、砂仁行气和中；红花、丹参活血通经。诸药合用，恢复气机升降之常，气血通畅，故临床症状及胆囊赘生物消失，胆囊炎获愈。

【引自】王世民，等.谢海洲医学文集.北京：中医古籍出版社，2004.

◆ 读案心悟

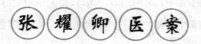

张 耀 卿 医 案

俞某，女，65岁。主诉：右上腹疼痛伴眼白发黄4天。4天来，右上腹持续性疼痛，阵发性加剧；兼有眼白发黄、食欲减退、恶心、腹胀、便秘等，经西医对症治疗及中药清利湿热，均未获效。以往有多次类似发作史。查体：巩膜及皮肤明显发黄，面部及下肢凹陷性水肿，肝肋下触及，有叩击

肝胆病

名医验案解析

痛，血压174/106mmHg。血常规：白细胞计数11×10^9/L，中性粒细胞0.94；硫酸锌浊度试验16U，谷丙转氨酶364U/L。西医诊断：慢性胆囊炎急性发作，胆石症，阻塞性黄疸，慢性肾炎，高血压；中医诊断：黄疸，胁痛，水肿。不思纳谷，腹中时有胀痛，上至中脘，旁及右胁，忽来忽去，时轻时剧，面目肌肤色黄，肢体水肿，舌苔薄白、根厚腻，脉沉细。

【辨证】肝郁气滞，脾肾阳虚。

【治法】拟温调脾肾，疏肝泄胆，畅通气机。

【处方】肉桂心2g，鹿角霜、鹿角片各9g，紫苏梗9g，姜半夏4.5g，广陈皮4.5g，云茯苓、神曲各12g，炒六神曲12g，金钱草12g，炒川黄连1g。

服药7剂，果有收获。继之随症加减，连续十二诊，诸恙如失，肝功能恢复正常，尿蛋白消失，血压降至143/83mmHg。随访1年，无反复发作。

◆解析

患者有多次右上腹持续疼痛发作，今查巩膜及皮肤发黄，此为湿热之邪瘀滞肝胆，气机不畅所致。患者年老，脾肾之阳气已虚，水湿内停不能运化，发为面部及下肢水肿；水湿不运，阻滞气机，中焦运化失司故食欲减退、腹胀、便秘。治病求本，张老以肉桂、鹿角（代）等温热之品调养脾肾，使脾肾之阳得复，则水湿可退；又肝木亦获滋养，肝气调畅，胁痛可解。方中以陈皮、半夏、紫苏梗、云茯苓、六神曲和胃化湿，佐以川黄连、金钱草疏泄肝胆，寒温合用，使疏泄肝胆又不伤脾肾之阳。本案不以茵陈、山栀子等退黄药而黄疸自退，不用车前子、泽泻等利湿之品而水肿自除，因为从温补脾肾、疏泄肝胆入手，实乃切中病机，故疗效显著。

【引自】单书健，陈子华. 古今名医临证金鉴·黄疸胁痛膨胀卷. 北京：中国中医药出版社，2010.

◆读案心悟

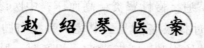

赵绍琴医案

李某，女，65岁。于1993年10月17日初诊。患右胁胀痛4年余，时轻时重，近半年来又增至发冷发热时作。B超提示慢性胆囊炎，曾服中药、西药等，疗效不佳。现右胁及右上腹部胀痛，痛及肩胛，饮食不佳，自觉恶寒发热，心烦急躁，梦多难眠，大便干结，数日未行，小便黄少，舌红苔糙垢厚，质红且干，脉弦滑而数，体温37.2℃。

【辨证】胆热郁滞，气机不畅。

【治法】清泻胆热，疏调气机。

【处方】柴胡6g，黄芩6g，川楝子6g，炒五灵脂10g，香附10g，木香6g，片姜黄6g，旋覆花10g，生蒲黄10g，延胡索6g，焦三仙（焦山楂、焦神曲、焦麦芽）各30g。7剂。

水煎服，忌食辛辣油腻，宜清爽，每日早、晚各走路锻炼1小时。

10月24日二诊：服药之后，疼痛减轻，发热未作，精神转佳，大便干结如球状。仍以前法佐以消食导滞。

【处方】片姜黄6g，柴胡6g，川楝子6g，旋覆花10g，炒枳壳6g，黄芩6g，焦三仙30g，炒莱菔子10g，大黄2g，水红花子10g，玄明粉（冲服）2g。7剂。

10月31日三诊：服药2剂，大便泻下，心情舒畅，疼痛消失，余症皆除。7剂服完，大便由每日3～4次，转为每日1次，舌红、苔薄黄，脉弦细，改为养血柔肝，疏调木土。

【处方】当归10g，白芍10g，炒枳壳6g，郁金10g，木瓜10g，竹茹6g，龙胆2g，焦三仙（焦山楂、焦神曲、焦麦芽）各30g，香附10g，柴胡6g，炒莱菔子10g。14剂。

四诊：服上方2周，无其他不适，改龙胆泻肝丸与加味逍遥丸交替服用。饮食当慎，防其复发。

肝胆病

名医验案解析

◆解析

赵老认为，本案患者为胆热郁滞，热邪上扰心神，故恶寒发热，心烦急躁，梦多失眠；热灼津伤则大便干结，小便黄少；肝气不畅故右胁及右上腹部胀痛，治以柴胡、黄芩、香附、木香疏肝理气，金铃子散合黄芩疏肝泄热，失笑散合姜黄疏通肝络，以焦三仙健运脾气。药后大便泻下，心情舒畅，疼痛消失，诸症皆除，赵老又以养血柔肝、疏调木土立法处方以巩固疗效，在药物治疗的同时强调饮食调养及锻炼。

◆读案心悟

【引自】彭建中，等.赵绍琴临证验案精选.北京：学苑出版社，2007.

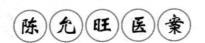

陈允旺医案

张某，男，59岁。患者素好烟酒，喜食肥甘，体形肥胖。曾因右上腹阵发性胀痛，恶心呕吐，至某院就诊，B超诊为胆囊炎、胆石症，经消炎解痉镇痛治疗后缓解，但以后每进食油腻则疼痛又发，因不愿手术治疗来我处求诊。初诊时患者右上腹胁肋部疼痛，体重困倦，脘腹痞满，纳呆口苦，尿黄，大便干结，舌苔微黄而腻，脉象弦滑。B超示胆囊炎、胆囊结石。

【辨证】肝胆湿热。

【治法】清热利湿。

【处方】清热利胆汤：龙胆6g，栀子12g，木通、枳实、生鸡内金、半夏各10g，黄芩、车前子（包）、柴胡、白芍、郁金各15g，金钱草30g。

每日1剂，水煎2次，早、晚分服，30日为1个疗程。忌油腻辛辣肥厚之品。服药7剂后患者症状明显减轻，大便通畅稀溏，每日7～8次，复诊时将大黄减为6g，后又针对病症变化，上方稍有调整，连服30剂后诸症消失，B超复查胆囊正常，结石消失，随访半年，未见复发。

◆解析

慢性结石性胆囊炎属中医学"胁痛"范畴。其病因或情志失调或饮食不节，致湿热中阻，郁而化热，熏蒸肝胆，并与虫卵败脂结成结石，清热利湿汤清肝湿热，并理气和胃止痛，兼养阴化瘀通络。方用龙胆、栀子、黄芩、木通、车前子清利湿热，柴胡、枳实疏肝利胆，金钱草、鸡内金溶石排石，半夏和胃降浊，白芍养阴柔肝、缓急止痛。诸药同用，辨证加减，共奏溶石排石之功，疗效满意。

【引自】陈允旺，等.清热利湿法治疗慢性结石型胆囊炎78例.陕西中医，2002，23(7)：589.

◆读案心悟

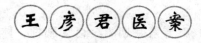

王彦君医案

陈某，女性，37岁。自述右上腹疼痛反复发作1年余，近日因生气而明显加重，呈持续性胀痛，并向背部放散，伴恶心、呕吐、食欲缺乏、厌油腻，查体：右上腹压痛，墨菲征阳性，舌质红，苔黄腻脉弦数。B超显示胆囊8.0～4.0cm，壁厚0.9cm。西医诊断：慢性胆囊炎；中医诊断：胁痛。

【辨证】肝郁气滞型。

【治法】疏肝理气，利胆清热。

【处方】疏肝利胆汤加减：柴胡12g，枳实15g，川楝子6g，延胡索10g，黄芩9g，栀子9g，大黄3g，茵陈15g，金钱草15g，郁金15g，白芍30g，甘草6g。

每日1剂，加水500mL，煎取200mL，早、晚分服。服药5剂后，右上腹疼

肝胆病
名医验案解析

痛明显减轻，食欲尚可，无恶心、呕吐，效不更方，继服15剂，自觉症状完全消失，查体未见阳性体征。半年后随访，无复发。

◆ 解析

慢性胆囊炎临床上以右上腹胀痛或隐痛，以及脘腹痞塞、饱胀不适为主要症状，属中医学"胁痛""痞满"范畴。病因多由情志抑郁，或暴怒伤肝、郁久化热，其次由于饮食不节，损伤脾胃，湿浊中阻、脾运不畅，胆为清净之府，湿热长久蕴结，胆液不清，凝聚成疾。因此慢性胆囊炎的治疗以疏利肝胆湿热、理气活血通络为法。方中柴胡为少阳胆经专药，能条达肝气、疏肝解郁；配以枳实、川楝子、延胡索理气活血止痛；茵陈、金钱草清肝胆之郁火，除下焦湿热；黄芩清少阳之相火；栀子清泄三焦之火，佐以大黄泄热逐瘀，使湿热从大便出；郁金为血中之气药，能活血行气、利胆退黄；白芍、甘草柔肝抑阳、养血缓急。

◆ 读案心悟

【引自】王彦君，等. 疏肝利胆汤加减治疗慢性胆囊炎32例. 实用中医内科杂志，2002，16(1)：20.

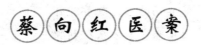

蔡 向 红 医 案

刘某，女，38岁。既往有胆囊炎病史4年。7日前因和家人发生口角后，感到右上腹部疼痛向背部放射伴恶心、呕吐4次，呕吐物为胃内容物遂来求治。体格检查：体温37.2℃，心率80次/分、呼吸20次/分，血压120/75mmHg，神志清楚，精神不振，淋巴结无肿大，巩膜无黄染，胸廓对称，心率80次/分、律齐，双肺呼吸音清，腹平软，右上腹压痛、反跳痛（＋），墨菲征

（＋），无腹肌紧张，四肢脊柱无畸形，活动自如，病理反射未引出。B超：胆囊壁毛糙水肿，腹部X线片：有胃肠胀气。

【辨证】肝气郁滞，脾虚湿困。

【治法】疏肝利胆解郁，健脾降逆止痛。

【处方】柴胡、黄芩各9g，大黄、枳实（炙）各8g，白芍、木香、白术各12g，半夏、川楝子各10g，赭石6g，鸡内金20g，延胡索15g，金钱草30g。

每日1剂，水煎，早、晚各服1次。共3剂。口服西药爱茂尔2mL以止呕吐（呕吐时服爱茂尔每次2mL）。

二诊：右上腹痛明显减轻，呕吐止，感到口苦咽干。前方去木香、枳实、赭石，加牡丹皮8g，栀子、龙胆各15g，5剂病愈。随访1年未复发。

名医小传

蔡向红，教授，北京中医药大学附属医院主任医师，北京中医药大学"中草药治疗肝病指导项目"的课题总负责人。长期致力于中医战略思维研究，以《黄帝内经》之精髓，诠释医圣张仲景医学精神和医学实践内核，著有《不寐从火论治》《隔二隔三之治》等，多次受邀于新加坡南洋理工大学教学，成为传播中医文化的使者。

◆ 解析

慢性胆囊炎、胆结石属中医学"胁痛""胆胀"范畴。本病病机，因情志不舒或饮食失节，损伤肝脾，肝郁气滞疏泄失常，胆热上逆而成。因此，对于本病的治疗既要疏肝利胆解郁，又要健脾降逆止痛。本方自拟利胆解郁汤，柴胡疏肝解郁，白芍缓急止痛养血柔肝，木香、枳实行气止痛，白术健脾，黄芩、大黄清热利湿泻下。全方具有疏肝利胆解郁、健脾降逆止痛之效，肝疏气畅脾运而不生湿热之邪，胆腑则清宁。

◆ 读案心悟

【引自】蔡向红.利胆解郁汤治疗胆囊炎40例.陕西中医，2001，22(12)：724.

肝胆病

名医验案解析

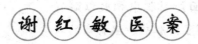

谢红敏医案

李某，男，30岁。2006年3月10日初诊。自述反复右胁胀痛不适2年左右，伴右肩背放射性疼痛，恶心、食欲缺乏，大便稀溏，检查肝功能、"乙肝两对半"均正常，B超检查示胆囊壁毛糙，经常间断服用消炎利胆片、熊去氧胆酸钠、中药汤剂等，初始有效，但仍反复发作。就诊时，右胁胀痛不适，右肩背部放射性疼痛、恶心食欲缺乏，大便干燥，口苦思饮，舌质红、苔黄腻，脉弦。查体：右上腹压痛，墨菲征（＋）。B超：胆囊8cm×5cm，壁厚0.17cm，胆囊壁毛糙。西医诊断：慢性胆囊炎；中医诊断：胁痛。

【辨证】寒热错杂，胆胃不和。

【治法】调节寒热，通降气机。

【处方】半夏泻心汤加减：黄连9g，黄芩12g，大黄6g，干姜6g，法半夏12g，陈皮9g，枳壳12g，木香9g，佛手10g，川楝子12g，金钱草10g，龙胆10g，砂仁6g，炙甘草6g。

每日1剂，嘱忌油腻，饮食宜清淡易消化，服药后疼痛减半，后随症加减，服用18剂，症状全部消失，随访半年未复发。

◆ 解析

慢性胆囊炎为临床较常见疾病，其中寒热错杂、胆胃不和占相当大部分。当各种原因影响到胆腑气机的通降，则郁而化热化火，故慢性胆囊炎患者多有口苦、咽干、右胁灼热胀痛、舌红等胆经郁热的临床表现。针对慢性胆囊炎寒热错杂、胆胃不和的病机，选用半夏泻心汤加减，清胆热，温胃寒，通降气机。清胆热能抑制郁滞之胆火过盛，温胃寒能弥补胆中

◆ 读案心悟

相火不降所致胃中虚寒，通降气机则可以调和胆胃，引胆火畅达于胃。一方面防止胆气郁滞而化热化火，另一方面能引胆中相火以温胃土，使胃腑不寒，起到了清胆热、温胃寒的双重功效。方中黄芩、黄连、大黄、金钱草、龙胆、川楝子清胆经郁火；干姜、制半夏、吴茱萸、砂仁温胃散寒；陈皮、枳壳、佛手通降胆腑气机；炙甘草调和诸药以和胃。全方寒热并用，通利气机，既能防止久服苦寒伤胃，又可避免温阳化火而助胆郁，故疗效理想。

【引自】谢红敏. 半夏泻心汤加减治疗慢性胆囊炎56例. 云南中医中药杂志，2008，29(10)：33.

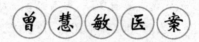

曾慧敏医案

郭某，女，38岁。1991年5月14日初诊。主诉：3年前不明原因出现右胁疼痛，放射至右肩部。曾用中西药治疗，无明显好转，已服用大量消炎利胆片。现症见右胁疼痛向右肩部放射，胆囊区压痛明显，两乳胀痛，口干苦，全身乏力，头晕耳鸣，腰腿酸痛，舌淡红，苔薄黄，脉弦细。诊断：①胁痛（肝郁化热）；②慢性胆囊炎。

【辨证】肝气不舒，郁久化热。

【治法】疏肝理气，解郁清热。

【处方】丹栀逍遥散加味：牡丹皮12g，栀子10g，柴胡10g，当归15g，白芍15g，茯苓20g，薄荷10g，郁金15g，川贝母10g，知母10g，黄芩12g，连翘15g，香附15g，川楝子15g，甘草10g。3剂，水煎服，每日1剂，分2次服。

5月17日二诊：服上方后诸症如前，又增下午低热，乏力加重。从病史3年余，结合全身乏力、下午低热、头晕耳鸣、腰腿酸痛分析，乃属久病多虚；又长期服用清热利胆苦寒之剂，更使中气不足，脾胃受伤。遂易补中益气之法，以补中益气汤加味服之。

【处方】红参10g，黄芪30g，白术12g，升麻6g，柴胡10g，当归12g，陈皮6g，郁金12g，天麻15g，香附15g，川楝子15g，炙甘草10g，姜枣引。5剂，水煎服，每日1剂，分2次服。

5月23日三诊：服上方后诸症明显好转。药对其症，守方20余剂，痊愈。

◆ 解析

胆为阳木之脏，"凡十一脏，取决于胆"，其升发疏泄的功能，能够调中焦脾胃，纳运相协，升降相因。一旦阳木有灾，必使脾胃患起，日久必然形成中气亏虚之势而变生诸症。本案初诊以疏肝理气、解郁清热为治法，然药后症状无改善。补中益气法可扶持中阳，培健脾胃，是在辨证论治原则指导下的变法。慢性胆囊炎患者一般病程较长，患者在反复治疗过程中过用苦寒之剂，必伤中阳，导致脾胃气虚，此亦"久病多虚"的原因之一。因此临床治疗应结合患者的体质、病程进行辨证，只有辨证准确方可药到病除。

【引自】曾慧敏. 应用补中益气法治疗慢性胆囊炎体会. 中医研究，1995，8(4)：46.

◆ 读案心悟

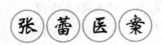

张某，女，58岁。1994年5月20日初诊。右上腹疼痛反复发作6年，症状加重4天。曾在苏州市中医院多次B超检查，确诊为慢性胆囊炎。刻诊：患者右上腹胀痛，纳呆厌油，饮食后腹胀痛加剧，伴恶心呕吐，大便干结，舌苔薄黄腻，舌质淡红、边有齿痕，脉细弦。体检：巩膜无黄染，腹软，墨菲征阳性。

【辨证】湿热内蕴，脾失健运。

【治法】清热利胆，利湿解毒。

【处方】四金四君汤：金钱草30g，郁金10g，鸡内金10g，川楝子10g，柴胡10g，青皮10g，党参20g，黄芪20g，白术10g，茯苓10g，甘草6g，生大黄（后下）10g，延胡索10g。10剂，每日1剂，水煎服。

药后复诊，患者右上腹疼痛缓解，仍觉纳呆，乏力，食后饱胀，大便溏薄，每日3次，上方去大黄、延胡索，加陈皮10g，大腹皮10g，重用黄芪30g，再服20剂复诊时，诸症消失，复查肝脏B超示正常。1年后随访，未见复发。

◆ 解析

慢性胆囊炎，病位在肝胆。在诸多病因中，饮食不节，损伤脾胃，或湿热中阻影响脾胃气机升降，是肝胆湿热郁滞的主要原因。肝病日久，必犯及脾胃，加之临床屡受苦寒通利之药攻伐，以致脾气更虚；脾虚运化失职，加剧湿热久恋不化。这样恶性循环，使本病缠绵难愈，反复发作。张老治疗本病，在以"四金"清利肝胆湿热的同时，配合"四君"健运中气，同时又可防清利之品耗伤正气。现代临床和试验证实：金钱草、大黄、柴胡、茵陈、郁金等药，除有明显的利胆作用外，均具有较强的抑菌作用；而党参、白术、黄芪等扶正固本中药有明显的收缩胆囊作用，可促进胆汁排出，提高细胞的免疫力，促进网状内皮系统的吞噬功能，对抗菌药物有增效作用。

【引自】张蕾，钱煜. 四金四君汤治疗慢性胆囊炎40例. 南京中医药大学学报，1996，12(5)：49.

◆ 读案心悟

张道运医案

张某，男，46岁。1994年2月10日初诊。患者自诉右上腹疼痛胀满2个月余。近来因劳累、生气后引起右上腹疼痛拒按，有时向右肩胛及背部放射，不思饮食，恶心厌食，进食油腻或高脂肪食物后疼痛加重。检查：右上腹压痛，可触及增大的胆囊，墨菲征阳性。舌质红，苔薄腻，脉沉弦。B超显示：胆囊8.0cm×3.9cm，壁厚0.5m，胆囊不光滑粗糙。血常规：血白细胞计数$9×10^9$/L，中性粒细胞0.68，淋巴细胞0.32。诊断：慢性胆囊炎。

【辨证】肝气郁滞，胃失和降。

【治法】养肝理气，利湿通络。

【处方】茵陈30g，春柴胡10g，大黄（后下）5g，金钱草30g，黄芩5g，山栀子15g，延胡索15g，广木香15g，姜半夏10g，川厚朴15g，川楝子15g，鸡内金15g，广郁金15g，车前子（包）15g。

每日1剂，水煎2次，分早、晚温服。服10剂后腹痛胀满、恶心厌食症状基本消失。为巩固疗效，继服8剂，经B超检查，血化验均正常，随访2年未复发。

◆ 解析

胆囊炎属中医学"胁痛""胆胀""肝胀"范畴。《灵枢·胀论》中云："肝胀者，胁下满而痛引小腹……胆胀者，胁下痛胀，口中苦，善太息。"所述之症与胆囊炎颇为类似。方中茵陈、金钱草、黄芩、山栀子、车前子清利肝胆湿热，能促胆汁分泌和排泄；春柴胡、延胡索、大黄疏肝解郁，理气止痛，泻火解毒，逐瘀通络；姜半夏、川厚朴、鸡内金和

◆ 读案心悟

胃降浊消瘀；重用川楝子苦寒入肝既可行气止痛，又可清热除湿而无温燥之弊；配广郁金、广木香行气活血止痛又可清热利胆，使气血运行得畅，湿热之邪得去。诸药共奏疏肝解郁、理气止痛、清利肝胆湿热、逐瘀通络之功，从而达到治疗目的。

【引自】张道运，李邦文. 茵柴大金汤治疗胆囊炎104例. 时珍国医国药，1999，10(2)：109.

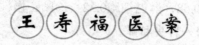

吴某，女，41岁。1994年5月17日初诊。右胁胀痛1个月余，患者平素情志抑郁，1个月前因家务事与爱人争吵后，右胁胀痛，胸脘胀闷，嗳气频作，饮食减少，经当地卫生院给予香砂养胃丸等治疗后乏效，来我院诊治。查血常规：血红蛋白120g/L，血红细胞计数3.8×10^{12}/L，白细胞计数7.8×10^{9}/L，中性粒细胞0.71，淋巴细胞0.29。肝胆B超：慢性胆囊炎。查体：神清，咽（-），心肺（-），腹软，肝脾（-），无包块，墨菲征（±）；脉弦细。诊断：慢性胆囊炎。

名医小传

王寿福，安徽歙县人，主任中医师，歙县中医院内科主任，歙县中医中药学会理事。幼从当地名医，出师后一直在基层医院从事中医临床工作30余载，以中医内科肝病治疗为主，对于妇科、儿科亦有丰富的临床经验。编写有《脏象简述》《诊法简述》等著作。

【辨证】肝郁气滞型。

【治法】疏肝利胆。

【处方】龙虎利胆汤：龙胆9g，柴胡10g，虎杖15g，茵陈20g，炒麦芽15g，木香6g，郁金6g，细青皮6g，八月札10g，西砂仁6g。

服5剂后右胁胀痛减轻，嗳气减轻，胸脘胀闷大减，仍食欲缺乏，脉弦细。原方服10剂后，胁痛已除，右胁略胀，嗳气已除，饮食量大增，脉仍弦细。原方去青皮，加炒白芍10g，服15剂后胁胀已除，临床诸多症状消失，复查肝胆B超提示肝胆未见异常。1年后随访未复发。

◆ 解析

本案患者以右胁胀痛、胸脘胀闷、嗳气频作为主要表现，王老辨为肝郁气滞型慢性胆囊炎，治以自拟龙虎利胆汤。方中龙胆清利湿热，泻肝胆之火；柴胡疏肝解郁，清热利胆，二药合用，加强清湿热、利肝胆之功效；木香行气止痛和中，虎杖活血定痛，清热利湿；茵陈清湿热，利肝胆，且退黄疸；柴胡与木香同用，可增疏肝解郁、理气止痛之功；柴胡与虎杖为伍，更奏清利肝胆之效；茵陈合虎杖，其利湿退黄作用更强；配麦芽消食和中，又有疏肝之力为使药，并可防苦寒伤胃。诸药同用，共奏疏肝利胆、清化湿热之功。

【引自】王寿福．自拟龙虎利胆汤治疗胆囊炎563例．中医函授通讯，2000，19(1)：41．

◆ 读案心悟

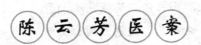

余某，女，38岁。就诊于1998年3月10日。患者上腹部胀痛不适，口干苦，大便时干时稀，反复发作1年余。胃镜检查示慢性浅表性胃炎。曾服用多种中西药，用药时有效，药停如故。此次因饮食不慎，诸症加重，而来本院就医。刻诊：右上腹胀痛隐隐，口干苦，胸闷，小便黄，大便稀而不爽。查体：巩膜无黄染，心肺（-），腹软，墨菲征（＋），肝脾不大，右上腹叩击痛，舌红苔腻，脉弦细稍数。肝功能、大便检查正常，B超提示慢性胆囊炎。

【辨证】湿热内蕴，肝胆失疏。

【治法】清热利胆，利湿活血。

【处方】清化利胆丸：柴胡80g，半夏、木香各90g，黄芩、郁金、枳壳各100g，丹参120g，金银花、连翘各150g，茵陈、金钱草、蒲公英各300g，大黄60g，水泛为丸。每次10g，每日3次。服药期禁食辛辣肥腻食物、蛋类及烟、酒、茶。

5天后诸症大减。后改为每日服2次，并嘱注意饮食禁忌。3个月后复诊，诸症尽除。B超示肝胆正常，嘱停药观察。1年后随访，一切正常。

◆ 解析

慢性胆囊炎是消化系常见病之一，容易复发。临床常因缺乏典型症状而易被误诊为慢性胃炎或慢性肠炎。临证时，若见口干苦，胸闷，右上腹胀痛隐隐，大便时干时稀，右上腹叩击痛，且以进食辛辣或油腻之物后诸症加重者，即首先疑为本病，再经B超或彩超检查即可确诊。本病与饮食、情志、内分泌代谢失常有关。中医学认为，胆位于中焦，为中正之官，主决断，藏胆汁，主疏泄，以降为顺。若病在上则胸闷、口干苦；于中则胁腹胀痛，至下则大便失调。陈老根据清利湿热、疏肝利胆而立法，选柴胡疏利肝胆，半夏燥湿，黄芩、金银花、连翘、蒲公英清热解毒；枳壳、木香行气止痛，茵陈、金钱草清利肝胆、利湿退黄；大黄凉血活血，与枳壳合用可通腑气；郁金、丹参活血，且郁金又有利胆退黄之效。诸药合用，共奏清化疏利之功。

【引自】陈云芳. 清化利胆丸治疗慢性胆囊炎268例. 湖北中医杂志，2001，23(3)：28.

◆ 读案心悟

苏获医案

张某，男，46岁。1999年4月9日初诊。患者右胁部胀痛3天，伴恶心呕吐，纳呆腹胀，便秘。查体：体温36.8℃，巩膜无黄染，右上腹压痛（＋），胆囊点压痛（＋），无反跳痛及肌紧张，舌质暗红，舌苔黄腻，脉沉弦。白细胞计数9.2×10^9/L。B超示胆囊8cm×3.1cm，慢性胆囊炎改变。

【辨证】肝郁气滞，湿热蕴结，胆腑不通。

【治法】疏肝行气，清热利湿。

【处方】通达汤：金钱草50g，茵陈30g，柴胡15g，黄芩15g，半夏5g，枳实10g，白芍10g，党参5g，大黄10g，郁金5g。3剂，水煎服，并嘱病情变化随诊。

二诊时自述疼痛明显好转，继服12剂后病愈。1年后随诊病未复发。

◆ 解析

肝主疏泄，主要影响人体气机的调畅，肝失疏泄可使脾胃的消化和胆汁的分泌与排泄失常。脾胃的升降有赖于肝气的疏泄，湿热郁蒸而致肝胆疏泄不利导致胁痛等少阳经的症状，苏老治以属肝行气、清热利湿，使湿热清，气机得以恢复通畅则诸症自除。

【引自】苏获．自拟通达汤治疗慢性胆囊炎例析．中医药学刊，2001，19：250.

◆ 读案心悟

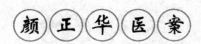

颜正华医案

　　黄某，女，48岁。1992年8月17日初诊。素来脾气急躁，20年来时发右胁及胃脘胀满，呃逆，着急生气即加重，近来频发。1989年去医院就诊，诊断为胆囊炎。近10多天便稀，日泻2~3次，泻时不腹痛，便中无脓血，并伴口苦、恶心。刻诊：除见上症外，余无不适。纳食一般，腹柔软，右胁下胆区有压痛，肝脾不大。月经尚准，量适中，前日刚完。舌质暗、苔白腻满布，脉弦细。

　　【辨证】肝郁气滞，湿浊中阻。

　　【治法】疏肝理气，化湿和中。

　　【处方】柴胡10g，香附10g，青皮10g，郁金10g，炒川楝子（杵碎）12g，赤芍12g，旋覆花（包煎）10g，藿香10g，豆蔻仁（杵碎、后下）10g，滑石15g，泽泻10g。7剂。

　　每日1剂，水煎分服。忌食辛辣油腻及生冷。畅情志，免生气。

　　二诊：稀泻止，胀满减，纳食增，又见脘中微痛，偶有泛酸，苔薄白腻。上方去藿香、豆蔻仁、泽泻，加醋延胡索（杵碎）10g，茯苓20g，煅瓦楞子（杵碎、先煎）30g，续进10剂。

　　三诊：脘痛，泛酸未作，胀满基本消失。上方去延胡索、煅瓦楞子，加生白术10g，金钱草30g，丹参15g，并将柴胡减至6g，连进10剂，以巩固疗效。随访半年未发。

◆ 解析

　　患者素来脾气急躁，时发右胁胀及胃脘胀满，呃逆，口苦，日久必兼血瘀，故胆区有压痛。着急生气使肝郁益甚，故胀满加重。近年

◆ 读案心悟

进入更年期，气血失调，故频发。近值暑天，暑多夹湿，湿浊中阻，脾胃升降失调，故恶心，日数稀泻，苔白腻满布。初诊双管齐下，既用柴胡、香附、青皮、郁金、川楝子、旋覆花疏肝理气解郁，又以藿香、豆蔻、滑石、泽泻化湿和中止泻，再加赤芍并合郁金化瘀利胆止痛。二诊泻止胀减纳增，偶泛酸，脘微痛，苔薄白腻，知湿浊已去大部，中焦渐和，故去化湿和中的藿香、豆蔻、泽泻，加延胡索合川楝子以理气化瘀止痛，加煅瓦楞子以制酸止痛，加茯苓以健脾利湿。药证相合，故收显效。三诊脘痛泛酸未作，胀满基本消失，遂去延胡索、煅瓦楞子，加利胆化瘀的金钱草、丹参和健脾利湿的白术。诸药相合既疏肝利胆，又健脾利湿，确有巩固疗效之妙。

【引自】常章富. 颜正华临证验案精选. 北京：学苑出版社，2007.

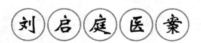

刘启庭医案

徐某，女，43岁。1993年5月21日初诊。3个月前因情志抑郁，复加劳累引右上腹疼痛，恶心欲吐，不思饮食，进食油腻之品症状加重，全身疲乏无力。查体：右上腹压痛，墨菲征阳性，舌质暗红、苔薄黄，脉沉弦。B超示胆囊8.1cm×3.7cm，壁厚0.6cm，毛糙，囊内模糊。曾到多家医院查治，服用杀菌消炎西药，清热解毒中药汤剂，效果均不显，遂送来查治。

【辨证】正气不足，邪毒内蕴。

【治法】托里排毒。

【处方】托里排毒汤：黄芪30g，白术15g，茵陈15g，柴胡15g，大黄6g，蒲公英30g，炮穿山甲6g，苦参15g，甘草10g，赤芍12g，龙胆12g。

水煎服，每日1剂，分2次服。

服用10剂，右上腹痛消失，余症状减轻。再用药10剂，诸症皆失，B超检查正常。随访1年未复发。

◆解析

◆读案心悟

病患日久，多服苦寒及杀菌消炎药物，脾胃受损，正气不足，湿热毒邪留滞不清，无力托毒外出，此时单纯用清热解毒利湿之剂或抗生素治疗效果常不明显。刘老仿治阴疽之意创托里排毒汤以应用。其中黄芪味甘性温，具有升发之性，能鼓舞正气以托毒外出；白术健脾燥湿；柴胡疏肝解郁，理气止痛；茵陈、蒲公英、苦参解毒利湿，有杀菌消炎之效；大黄、炮穿山甲活血通经，祛瘀止痛；甘草解毒调和诸药。诸药合用，共奏益气托里解毒祛瘀之功。

【引自】单书健，陈子华. 古今名医临证金鉴·黄疸胁痛臌胀卷. 北京：中国中医药出版社，2010.

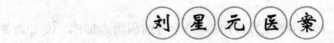

刘 星 元 医 案

周某，男，35岁。1972年11月21日初诊。右胁肋痛，食欲缺乏，口苦，有时呕吐，厌食油腻，时已2年。诊断：慢性胆囊炎。脉沉滞，舌红、苔黄腻。

【辨证】湿热内蕴。

【治法】利胆清热，消肿止痛。

【处方】小柴胡汤、金铃子散加味：金钱草30g，延胡索9g，川楝子6g，茵陈15g，柴胡9g，黄芩6g，姜半夏6g，当归9g，白芍9g，枳壳9g，金银花15g，连翘9g，木香6g，木通6g，龙胆2.4g，茯苓9g，桔梗9g，旋覆花9g，赭石9g。3剂。隔日1剂。

11月28日二诊：服药后胁肋疼痛减轻，食欲好转。脉沉伏，舌红苔黄腻减退，继服原方。3剂。隔日1剂。

12月5日三诊：服药后胁肋疼痛消失，食欲基本正常。脉沉缓，舌苔薄白，黄腻全退，继服原方。3剂。隔日1剂。

1972年12月12日到1973年1月16日，其间连续复诊4次，又服原方15剂，病情稳定。

1973年1月23日八诊：2天前因饮食不节，又胁肋微痛，似欲犯病，故来复诊。脉沉伏。1972年11月21日方加当归24g。3剂，隔日1剂。

1月30日九诊：药后症减，病情稳定，继服原方。隔日1剂，不拘剂数，巩固疗效。

◆ 解析

患者胆液泄则口苦，胃气逆则呕苦，另名为呕胆。多见咽干，头眩，饮食不下，多睡易怒。治宜利胆清热，消肿止痛。方用金钱草、龙胆、茵陈与金铃子散、小柴胡汤加旋覆花、赭石合方，又加清热解毒的金银花、连翘，行气止痛的桔梗、枳壳、木香，活血平肝的当归、芍药，治湿利尿的茯苓、木通等药。共奏消炎止痛、利胆清肝之功

【引自】王淼，等.刘星元临证集.北京：学苑出版社，2006.

◆ 读案心悟

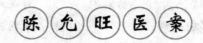

陈允旺医案

张某，男，59岁。患者素好烟酒，喜食肥甘，体形肥胖。1994年7月曾因右上腹阵发性胀痛，恶心呕吐，至某院就诊，B超诊为胆囊炎胆石症，经消炎解痉止痛治疗后缓解，但以后每遇油腻食品则疼痛又发，因不愿手术治疗，于1997年5月27日至余处初诊。初诊时患者右上腹胁肋部疼痛，体重困倦，脘腹痞满，纳呆口苦，尿黄，大便干结，舌苔微黄而腻，脉象弦滑。B超示胆囊炎、胆囊结石。

【辨证】肝胆湿热。

【治法】清热利湿。

【处方】龙胆6g，枳实、生鸡内金、川楝子、大黄（后下）各10g，柴胡12g，山栀子、黄芩、车前子（包）、白芍、郁金各15g，金钱草30g。

服药7剂后患者症状明显减轻，大便通畅稀溏，每日7～8次。复诊时将大黄减为6g，后又针对病症变化。上方稍有调整，连服30剂后诸症消失，B超复查胆囊正常，结石消失。随访半年，未见复发。

◆ 解析

慢性结石性胆囊炎，其病因或情志失调或饮食不节，致湿热中阻，郁而化热，熏蒸肝胆，肝络不得畅达，湿热熏蒸日久，煎熬成石，并与虫卵败脂结成结石。陈老方用龙胆、山栀子、黄芩、木通、车前子清利湿热；柴胡、枳实疏肝利胆，金钱草、鸡内金溶石排石，半夏和胃降浊，白芍养阴柔肝，缓急止痛。诸药同用，共奏清肝湿热、理气和胃止痛、养阴化瘀通络之功。

◆ 读案心悟

【引自】陈允旺，何雪云.清热利湿法治疗慢性结石型胆囊炎78例.陕西中医，2002，23(7)：589.

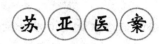

苏亚医案

陈某，女，45岁。1996年11月8日初诊。2年来反复出现胁肋疼痛，并牵及右肩背痛。1995年5月经B超检查：胆囊肿大，囊壁增厚毛糙欠光滑，初诊为慢性胆囊炎。曾用中药胆石通及耳穴贴压法治疗半年余，效果不显。1周前因食煎炸之品后出现右胁部绞痛，伴脘腹胀满，恶心呕吐，低热，舌质暗红、苔薄白，脉沉弦迟。胆囊区疼痛，墨菲征阳性。中性粒细胞增高，B超检查：胆囊肿大，囊壁增厚欠光滑。西医诊断：慢性胆囊炎急性发作；中医诊断：胁痛。

【辨证】气滞血瘀。

【治法】温中散寒，化瘀止痛。

【处方】散寒化瘀汤：吴茱萸10g，白芍、茜草、当归、旋覆花、桃仁、郁金、柴胡、鸡内金各10g，黄芪、党参各20g，炙甘草6g。

水煎300mL，分2次空腹服，每日1剂，服药期间需低脂肪饮食。

服药1周后，症状体征消失，血常规正常。B超显示胆囊大小恢复正常，仍继续服基本方1个月，症状未复发。1997年10月B超检查示胆囊正常。

◆ 解析

胆囊炎临床以湿热郁滞多见，苏老以温中散寒、化瘀止痛之法组方，取得了较好的疗效，临床上值得参考。方中吴茱萸性热，味辛而苦，其功以温中止痛、泄肝降逆著称，与白芍并用取其泄肝中有柔肝之功。久痛必虚，故以黄芪、党参温中有补，气行则血行。久痛入络，气滞血瘀，加之寒邪凝滞，血瘀更甚，病更缠绵。方中以茜草、旋覆花、当归、桃仁、郁金、鸡内金活血祛

◆ 读案心悟

瘀，通络止痛；柴胡调气散结，引药直达胁下。诸药合用，温中散寒，行气活血，则疼痛自平。

【引自】苏亚.散寒化瘀汤治疗胆囊炎40例.北京中医杂志，2002，21(1)：37.

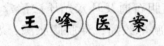

李某，女，44岁。1999年8月23日就诊。主诉：右胁肋部胀痛间断发作3年，加重3天。现症：右胁疼痛难忍，向右肩部放射，恶心呕吐，口苦，大便秘结，小便黄，舌红苔黄腻，脉弦滑数。查体：体温38.7℃，肝区叩痛（＋），墨菲征（＋）。血象：白细胞计数12.5×10^9/L，中性粒细胞0.84，淋巴细胞0.16，肝功能正常，B超提示急性胆囊炎。西医诊断：慢性胆囊炎急性发作；中医诊断：胁痛。

【辨证】肝胆湿热型。

【治法】清热利湿，疏肝理气，通腑利胆。

【处方】大柴胡汤加减：柴胡18g，大黄（后下）10g，白芍30g，枳实9g，黄芩10g，半夏10g，郁金10g，木香10g，延胡索15g，生姜12g，茵陈30g，龙胆10g。

水煎服，每日1剂。2天后症状减轻，4天后诸症消失，7天后复查体温36.3℃，肝区叩痛（－），墨菲征（－），血常规：白细胞计数7.2×10^9/L，中性粒细胞0.64，淋巴细胞0.36。B超提示胆囊大小正常。临床治愈。

◆ 解析

中医学认为，胆为中清之腑，内藏胆汁，以通降下行为顺，与肝相为表里，肝胆不和而发本病。方中柴胡具有解表升阳、宣透疏达之

◆ 读案心悟

性，长于疏泄肝胆邪热；伍黄芩和解表里，清热利湿；配白芍柔肝疏肝止痛；半夏伍生姜化湿和中，降逆止呕；大黄、枳实泄腑清热，郁金为血中之气药，配木香、延胡索行气解郁，凉血化瘀。全方共奏清泄胆腑湿热、疏肝理气止痛之功。因本方多苦寒之品，对脾胃虚寒之急性胆囊炎的患者不适宜。临证当辨证与辨病相结合，方可取得较好疗效。

【引自】王峰，崔庆霞，田河水，等.大柴胡汤加减治疗急性胆囊炎158例.光明中医，2002，17(102)：581.

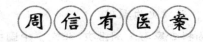

周 信 有 医 案

吴某，男，76岁。2006年3月30日初诊。患者因胆结石于2003年行胆囊切除手术。1个月前患者因胃脘及右胁肋部胀痛，在某医院检查，B超示胆总管结石，大小为10mm×7mm。医院建议手术，因患者年老体弱，其家属及本人均想保守治疗，随来我处就诊。时患者巩膜及全身皮肤发黄，色亮，上腹部胀痛，精神差，口苦，舌淡、苔黄腻，脉弦长。

【辨证】肝胆湿热，气滞血瘀。

【治法】清热利湿退黄，疏肝理气排石，行气活血止痛。

【处方】茵陈30g，板蓝根20g，柴胡9g，郁金20g，槟榔20g，赤芍40g，丹参20g，延胡索20g，香附9g，川楝子20g，枳实20g，砂仁9g，金钱草20g，赤芍20g，半夏9g。水煎服，并辅以疏肝消症丸。

服药1周后，患者复诊，述自从服药后，未再出现过胁肋、腹胀痛，皮肤发黄也逐日消退，唯疲乏。于上方加淫羊藿20g，党参20g，黄芪20g继续服用。半个月后，黄疸完全消退，疼痛未再复发，食欲渐增，精神日佳。嘱其继续服药以巩固疗效。

◆解析　　　　　　　　　　　　　　　　　◆读案心悟

　　以上病例均无有明显的血瘀脉证，但对于慢性胆囊炎、胆结石患者，由于肝郁气滞，肝的疏泄功能减弱，可出现湿浊不化、湿聚痰生、湿热蕴结、阻滞胁络、不痛则痛之证。另外，久病可致瘀，肝胆气滞，日久必及于血，而成气滞血瘀证，如叶天士所云："久发、频发之恙，必伤及络，络及聚血之所，久病必瘀闭。"现代病理研究亦表明，慢性胆囊炎胆囊壁增厚，或有瘢痕组织纤维化，囊腔变窄，囊壁淋巴细胞浸润等"血瘀"的表现，故在治疗本病时加用活血化瘀药，疗效更为理想。

　　【引自】周信有.内科专家卷·周信有.北京：中国中医药出版社，2013.

肝胆病

名医验案解析

第十章　胆结石

　　胆结石又称胆石症，平时大多无症状，可在体检时发现。部分患者表现为消化不良、恶心呕吐、厌油腻、大便稀等症。有些患者出现上腹部胀满、疼痛和绞痛。胆结石出现胆管或胆总管梗阻，可见右上腹剧烈绞痛，并向右肩及腰背部放射，常伴有面色苍白、大汗淋漓、黄疸等。部分患者因痛剧而不能准确说出疼痛部位。首次胆绞痛出现后，约70%的患者一年内会复发。多数患者仅在进食过量、吃高脂食物、工作紧张或休息不好时感到上腹部或右上腹隐痛，或者有饱胀不适、嗳气、呃逆等，易被误诊为"胃病"。根据临床典型的绞痛病史，影像学检查可确诊。首选B超检查，可见胆囊内有强回声团、随体位改变而移动、其后有声影即可确诊为胆囊结石。中医多在"胆胀""结胸""胁痛"中论述胆结石。

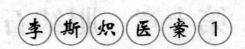

李斯炽医案 ①

刘某，女，25岁。1961年10月1日初诊。主诉：从1953年起即患胸痛，发作时间不定，痛时即感头昏、口苦。经西医透视检查，诊断为胆结石。

【辨证】肝胆郁热。

【治法】疏肝，利胆，清热。

【处方】刺蒺藜15g，牡丹皮6g，川楝子炭9g，雅黄连4.5g（吴萸水炒），郁金6g，花青皮9g，山栀仁9g，木通6g。水煎服。

二诊：服上方20剂后，约1年时间未发胸痛，只最近发作一次，但不甚严重，脉象弦滑，舌上有粉白苔，此肝胆郁滞未解，再本前法。

【处方】延胡索6g，刺蒺藜9g，牡蛎12g，雅黄连4.5g（吴萸水炒），青皮9g，牡丹皮6g，白芍9g，山栀子9g，郁金6g，木香6g，川楝子炭3枚，甘草3g。

三诊：服上方5剂后，胸痛即止，但感消化不良，每饭后必解溏便，微觉精神不好，弦滑之脉以解，指下转为濡弱，舌上微有白苔，是前方苦降稍过，湿主中焦之故，改用疏肝行气、健脾除湿法。

【处方】制香附9g，茯苓9g，白术9g，厚朴6g，陈皮6g，炒白芍9g，苍术9g，砂仁6g，木香6g，法半夏9g，甘草3g。

四诊：服上方后，情况良好，胸痛未发，脉象平和，舌质淡红，有白苔，大便正常，食欲不佳，仍本前方立意，并嘱其常服。

【处方】沙参9g，白术9g，山药15g，鸡内金6g，茯苓9g，厚朴6g，砂仁6g，制香附9g，木香6g，炙甘草3g。

服上方后，胸痛一直未发。

◆ 解析

本例第一、二诊，脉弦、口苦是肝胆郁热，肝经上出额与督脉交于巅，胆经上抵头角，故有头昏之病。肝经上贯膈，胆经下胸中

◆ 读案心悟

贯膈，肝胆郁热，故发为胸痛。治法用刺蒺藜、牡丹皮、川楝子炭、郁金、青皮、木通、延胡索、白芍、木香等疏肝利胆。用雅黄连、山栀子以清热。加牡蛎以育阴潜阳。三诊时，热邪已解，但又出现食少便溏、乏力、苔白等脾虚脾湿现症，故三、四诊在疏肝的同时，加用补脾和胃、燥湿行气之品。用香附、白芍以疏肝，用沙参、白术、茯苓、法半夏、山药、鸡内金、甘草补脾和胃，用苍术、厚朴、陈皮、木香、砂仁以燥湿行气。由于病机有改变，故用药亦应随之改变，才能收到良好效果。

【引自】李斯炽. 李斯炽医案. 成都：四川科学技术出版社，1983.

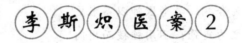

李斯炽医案 ②

肖某，女，成年人。1970年5月16日初诊：患者因长期忧郁，面目及周身逐渐发黄，近年来巩膜及全身已变为深黄而晦暗，且周身发痒，饮食少味，腹部胀满，睡眠不好，头昏如裹，大便稀溏，小便黄少，周身乏力，行走困难，曾经西医检查，诊断为胆结石。满舌白腻而中心微黄，脉象濡弱。

【辨证】肝郁脾虚湿蕴。

【治法】清热除湿，疏肝健脾。

【处方】茵陈12g，肉桂末（冲）3g，茯苓9g，泽泻9g，猪苓9g，苍术9g，白芍9g，郁金9g，鸡内金9g，车前子9g，甘草3g。

二诊：服上方100剂后，诸症均有改善，饮食增进，精神转好，尿量增加，但仍黄浊。仍本前法加减。

【处方】茵陈12g，苍术9g，白术9g，茯苓9g，泽泻9g，车前子9g，石韦9g，萆薢9g，鸡内金6g，金钱草15g，枳壳9g，甘草3g。

三诊：续服上方12剂后，身黄、目黄已去，诸症亦消失，经医院检查，胆囊结石以排除。自觉阴分尚亏，即停用饮食调理。随访3年，均健康如常人。

◆ 解析

本例为湿重于热之证。宋代杨士瀛《仁斋直指方》在论黄疸中谓："自本自根，未有非热非湿而能治病者也，湿也热也又岂能无轻重之别乎，湿气胜者如熏黄而晦。"湿蒙清阳，则头晕如裹，湿困脾运，则饮食少味，腹部胀满，大便糖稀；脾胃不和，则睡眠不安；湿郁睡眠不安；湿郁于肌肉四肢，故周身发痒，四肢乏力。其小便黄少，舌腻微黄、脉象濡弱等亦符湿郁化热、湿重于热之证。古代以茵陈五苓散治疗此证，甚为合拍。李老医师以苍术更白术，则走表燥湿之力更强；不用桂枝而用肉桂，更能加强膀胱气化而行水湿；再加车前子以利尿，白芍、郁金以疏肝解郁，鸡内金、甘草以健胃化石。

【引自】李斯炽. 李斯炽医案. 成都：四川科学技术出版社，1983.

◆ 读案心悟

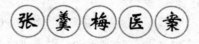

张羹梅医案

王某，女，43岁。1972年4月10日初诊：主诉右肋下块状物已5个月。1971年11月，因右胁部疼痛，赴上海某医院门诊检查，发现右肋下一块状物，大小约5cm×8cm，做超声波检查，右肋下块物为囊性，有液平。经西医治疗后，右肋下块状物仍存在，转来中医治疗。有慢性胆囊炎及胆石症病史。诊断：梗阻性胆囊炎、胆石症、胆囊积液。中医辨证：右肋疼痛，时时泛恶，痛处拒按，有鸡蛋大块形。脉弦、苔腻。

【辨证】气滞血瘀，肝胆失疏。

【治法】活血祛瘀，疏肝利胆。

【处方】荆三棱9g，蓬莪术9g，金钱草60g，硝矾散（分吞）4.5g，青皮、陈皮各4.5g，赤芍、白芍各9g，生大黄（后下）3g，车前子（包）30g，生甘草3g。

上方加减服用1个月余，胆囊逐渐缩小，以致不能触及。应用参苓白术散加金钱草、硝矾散善后。

名医小传

张羹梅先生，精于医理，勤于临床，经验丰富，擅长治疗胃肠病证和内科杂病，在辨证论治和理法方药方面有其独到之处。所著《张羹梅医案》收载有效医案80余例，所载医案一般均有现代医学明确诊断，应用中医学传统理论进行辨证施治，遣方用药恰到好处，疗效确切，有很高的临床指导价值。

◆ 解析

本病例属中医学"症积"范畴，应用消症积汤治疗。消症积汤是张老医师经验方，主要应用于胆囊肿大积液者。胁肋属肝，右肋下块物则属于肝经积血；荆三棱有"通肝经积血"（《汤液本草》）的作用，与蓬莪术同用，则破血祛瘀、消积止痛的作用更好。大黄亦是"下瘀血，破症瘕积聚"（《本经》）的要药，同时有利胆作用。车前子配合赤白芍，则养肝柔肝的功效更佳。其他如青皮、陈皮、金钱草、硝矾丸等，有疏肝、利胆、消石的作用。

【引自】张羹梅.临床拾偶·张羹梅医案.上海：上海科学技术出版社，1979.

◆ 读案心悟

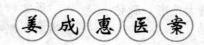

姜成惠医案

左某，男，59岁。1989年9月初诊。4个月前后上腹时有疼痛，厌油腻，不欲食，继则疼痛呈持续性，间歇性加重。近3个月出现目黄、身黄、大便黄、色黄鲜艳伴有精神不振，营养欠佳。剑突下偏右压痛，肝大肋下1cm，脾未触及。B超显示胆总管中段有2.4cm×1.6cm大小的结石，胰尾部有8.6cm×7.6cm×11.5cm大小的囊肿。舌质红、苔黄腻，脉弦数。西医诊断：胆道结石并胰尾囊肿。

【辨证】肝胆湿热，壅遏气机。

【治法】疏肝胆，利湿热，行气破结。

【处方】金钱草40g，海金沙20g，郁金12g，鸡内金10g，枳壳15g，片姜黄12g，茵陈50g，大黄（后下）20g，芒硝（冲）15g。

上药水煎400mL，于上午8时顿服，9时食油炸鸡蛋4枚，10时自觉肠鸣，剑突下疼痛加重。给予针刺，取穴：期门（右）、太冲（双）、日月（右）、阳陵泉（双）、天枢（双）、上巨墟（双），每10分钟行针1次。约11时，右上腹疼痛呈撕裂性，呻吟，辗转不宁。继而，患者自觉有物从剑突下向左下方坠落，立时腹痛消失，继则连续泄泻五六次。次日再行B超检查，未探及结石，并发现胰尾囊肿有明显缩小。继上方加减，1剂分3次服，住院12天行B超检查，仍未发现结石，胰尾部囊肿亦消失。小便清，目黄及身黄渐消，痊愈出院。

◆解析

笔者以上方加减，结合针刺手法治疗胆系结石百余例，并发胰尾囊肿是第1例。方中重用金钱草、茵陈利肝胆，促使胆汁排泄；郁金、片姜黄行气止痛；枳壳、大黄、芒硝泻下通便，对胆总管、胰腺管产生负压作用，使结

◆读案心悟

石下行。针刺期门，配太冲以疏肝，取胆募日月，合穴阳陵泉以利胆，取大肠募穴天枢，下合穴上巨墟以通降肠腑，促进肠蠕动，对利胆排石有较好的协同作用。至于胰尾囊肿的治愈，可能因为胆管和胰管同经肝胰壶腹与十二指肠相通，利胆即可利胰，故不治胰而胰尾囊肿得愈。

【引自】 蔡剑前. 诊籍续焰. 青岛：青岛出版社，1992.

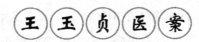

李某，女，76岁。1978年11月10日初诊。胁痛1年，近半年来发作频繁。经本院B超检查显示慢性胆囊炎、胆结石，占位性病变不能排除。曾服用疏肝理气剂、消炎药等效果不著，故来就诊。诊见：右胁疼痛放射背部，恶心，呕吐，厌食油腻，嗳气，口苦；小便黄赤，大便已6日未解；舌质红、苔黄厚少津；脉弦。

【辨证】 湿热蕴结，气机阻滞。

【治法】 清利肝胆，泻热通便。

【处方】 柴胡12g，黄芩10g，枳实10g，半夏10g，郁金10g，鸡内金10g，金钱草30g，紫花地丁15g，丹参30g，大黄（后入）9g。

水煎服。服药2剂，大便每日2～3次，15剂后共排出多菱形结石40枚，结石大者1.0cm×0.8cm，共重12g，质硬表面光滑，呈棕褐色。胁痛已止，余症皆除。B超复查未见结石征象。

◆ **解析**

胆道结石发病因素复杂，治疗也难见速效。方用大柴胡汤以清泄郁热；加川楝子、郁金、青皮疏利肝胆，促进胆囊收缩，松弛肝胰

◆ **读案心悟**

壶腹括约肌，加强肠道蠕动；鸡内金、紫花地丁有碎石、溶石作用。诸药合用，共奏疏利肝胆、清热祛湿、化石散结之功。方药对症，故而见效。

【引自】桑希生，等.内科临证医案.北京：人民军医出版社，2010.

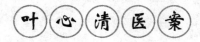

梁某，男，55岁。1960年4月30日初诊。反复发作性右上腹痛4年。自1956年以来，经常有发作性右上腹痛，有时疼痛放射至右肩部。1956年发作3次，其中有4次伴有发热、黄疸及呕吐。从1960年起疼痛发作频繁，1个月发作1次，2个月发作3次，3个月发作5次，4个月发作9次。自觉受凉及劳累后容易诱发，与饮食关系不明显。在某医院确诊为"慢性胆囊炎急性发作，胆石症"。患者平时经常腹胀，食欲缺乏，大便稀溏，睡眠不好，在某医院治疗4个月，用西药治疗不能控制发作。检查：身体肥胖，无黄疸；右上腹部有轻压痛，反跳痛（－）；墨菲征不典型，胆囊未触及，肝可触及边缘；脉沉细，苔白腻，根部淡黄。

【辨证】脾胃虚寒，肝胆寒湿。

【治法】温脾胃，暖肝胆，散寒湿。

【处方】制附子9g（先煎30分钟），川黄连1.8g，当归4.5g，潞党参6g，肉桂3g，细辛1.2g，干姜片4.5g，黄檗4.5g，川花椒3g，大乌梅2枚。

每次中、晚饭后各配服保和丸3g。

上方每日1剂服10天，后头4天自觉上腹发热，但得热甚舒，又上腹痛未曾发作。10天后改为2天1剂，20天后右上腹压痛及腹胀均消失，食欲转佳。以后每2日1剂，连服6个月，腹痛一直未复发。后于1962年2月右上腹痛发作一次，并伴呕吐，仍服原方3剂，痛即止。

◆ 解析

◆ 读案心悟

本例治疗上使用温脾暖胃之制附子、潞党参、肉桂、细辛、干姜，配合川黄连、当归、黄檗等入肝胆经，散寒湿，标本兼治，使病得愈。

【引自】桑希生，等.内科临证医案.北京：人民军医出版社，2010.

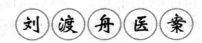

姜某，男，36岁。1992年2月15日初诊。患者右胁痛有半年之久，近1个月加重，疼痛如针刺，连及右侧肩背，身有微热，小便深黄，大便溏。B超检查示肝胆管泥沙样结石。舌苔白腻，脉弦。

【辨证】肝胆湿热郁结，疏泄不利所致。

【治法】疏肝利胆，清热利湿。

【处方】柴胡排石汤：柴胡18g，黄芩10g，大金钱草30g，虎杖16g，海金沙10g，鸡内金10g，川楝子10g，延胡索10g，鱼腥草15g，姜黄10g，茵陈15g，白芍16g，刘寄奴10g。

服药7剂，症状明显减轻，续服至一个半月后，B超检查结石已除。

◆ 解析

◆ 读案心悟

胁痛多责之于肝胆。因肝在胁下，胆附于肝，其经脉布于两胁。因此，肝胆有病，往往反映到胁肋部位而发生疼痛。如《灵枢·五邪》中说："胆胀者，胁下痛胀，口中苦，善太息。"胆结石一证，往往以胁痛为其主要表现。在治疗上，一方面要清利湿热以排石，另一方面当疏利肝胆气机而解其郁。柴胡排石汤是在小柴胡汤的基础上加减而成，具有疏利肝胆、清利湿热、消石止痛的功效。

【引自】陈明，等.刘渡舟临证验案精选.北京：学苑出版社，1996.

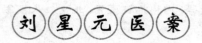

刘星元医案

韩某，男，66岁。1976年4月6日初诊。右侧胁肋部剧烈疼痛不可忍耐，口苦发呕，不能饮食，两三天未解大便。曾于1975年8月9日大发作1次，经住院治疗痊愈。现复发。舌苔垢腻，左关脉弦大有力。

【辨证】肝胆湿热证。

【治法】利胆，清肝，除湿，解毒。

【处方】龙胆泻肝汤、小柴胡汤合方加味：龙胆3g，柴胡9g，枳壳9g，姜半夏9g，黄芩9g，连翘9g，广木香9g，焙鸡内金9g，焦山楂15g，车前子15g，木通6g，金钱草15g，滑石15g，蒲黄6g，延胡索6g，当归12g，白芍9g，甘草6g。3剂。每日1剂。

4月10日二诊：服药后解下较多大便，食欲稍开，右胁肋处深呼吸时有疼痛感，其他时间不觉疼痛。发呕停止，口苦减轻，舌干苔少，脉左小右大。4月6日处方金钱草加为30g。3剂，每日1剂。

4月19日三诊：疼痛消失，食欲基本正常，无其他不适感。4月6日处方3剂，隔日1剂。以后4月25日及5月3日各会诊1次，仍4月6日处方3剂，隔日1剂。病情稳定。

◆解析

患者系慢性胆囊炎合并结石急性发作，因年老体弱，不愿手术治疗。中医处方为龙胆泻肝汤及小柴胡汤合方加味。龙胆泻肝汤主治肝

◆读案心悟

肝胆病

名医验案解析

经湿热下注、胁痛口苦等症，能使湿热从前阴排出。小柴胡汤为和解少阳、胆经之剂，胆火上溢故口苦，风木犯胃故不欲食而发呕。胁肋部为少阳经脉所过之处，胆火正盛，故此处疼痛剧烈，这些均为柴胡汤适应证。加味山楂、鸡内金，二药有消积滞及化石作用。连翘、木香、枳壳，有消痈肿、宽肠胃及顺气作用。蒲黄、延胡索能止疼痛，当归、芍药、甘草，既有缓痛作用，又有养肝血、防止泻肝过剂之弊。故五诊中始终坚守一方，收到较好的效果。

【引自】王森，等.刘星元临证集.北京：学苑出版社，2006.

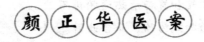

颜 正 华 医 案

董某，男，52岁。1个月前发现胆囊结石，量多个小，但无绞痛。患者惧怕病情加重，不愿手术。询其素患胃病冬重夏轻。近来中脘作胀，时及右胁，并伴嗳气频频，食欲缺乏，便干不畅，按之胆区及中脘无压痛，稍感不适，舌质暗红、苔黄腻，脉弦。

【辨证】肝胃不和，热结于内，胆腑生石。

【治法】疏肝理气和胃。

【处方】大柴胡汤加减：柴胡10g，赤芍12g，香附10g，枳壳10g，青皮、陈皮各5g，佛手6g，乌药

名医小传

颜正华，江苏丹阳市人。北京中医药大学教授，临床中药学专业博士生导师、学科带头人。1990年国务院颁发给特殊贡献证书，享受政府特殊津贴。曾任国务院学位评定委员会医学药学组成员、国家教委科技委员会医药组成员、原卫生部医学科学委员会暨药学专题委员会委员、全国高等医药院校中医药教材编审委员会委员、中国药学会理事暨北京分会常务理事等。

10g，郁金10g，熟大黄5g，金钱草60g，清半夏10g，黄芩5g。

6剂。每日1剂，水煎2次，每次余药液约300mL合兑，分3次温服，忌食辛辣油腻。

二诊：药后嗳气，脘胀减轻，纳增，大便稍干但畅顺，苔薄黄腻，脉弦缓。原方去法半夏、黄芩，加木香5g，前后又服30剂，排出结石数十粒，大者如绿豆，诸症缓解。

◆ 解析

本例胆石症患者，已患胃病多年，经常脘胀，时及右胁，嗳气，食欲缺乏，便干不畅。久之影响胆汁排泄，遂使胆腑生石；而结石存于胆腑，反碍胆汁的排泄和肝气的疏泄，加重肝胃不和，治当疏肝理气和胃与清热通腑排石两相兼顾，用大柴胡汤加减为治，正合此旨。方中重用金钱草，合郁金、熟大黄、黄芩、赤芍等，旨在清热通腑排石；余下诸药，疏肝理气和胃。此外，选乌药、木香、青皮、陈皮、佛手等温性疏肝理气药，又有防苦寒太过，再伤脾胃之意。药虽平平，而选用精当，故收良效。

◆ 读案心悟

【引自】 常章富. 颜正华临证验案精选. 北京：学苑出版社，2007.

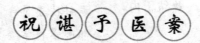

高某，女，71岁。1993年9月17日初诊。患者1986年初因患胆囊结石在外院行胆囊切除手术，术后恢复良好。1992年秋自觉右上腹隐痛，窜及胁背，2个月后B超检查发现肝内胆管有多个小结石，最大直径0.3cm。口服消炎利胆片、去氧胆酸治疗半年，再次B超复查肝内胆管结石仍在，最大直径0.8cm，后方伴有声影。现症见右上腹隐痛，窜及胁痛，口干苦，尿黄，食欲缺乏，神倦。舌边红，苔薄白，脉弦滑。

【辨证】肝脾不和，湿热内蕴。

【治法】清利肝胆湿热，健脾养血通络。

【处方】逍遥散加味：柴胡10g，薄荷（后下）10g，当归10g，白芍10g，茯苓15g，白术10g，炙甘草6g，茵陈15g，金钱草30g，海金沙（包煎）10g，石菖蒲10g，郁金10g，川楝子10g，泽兰10g。每日1剂，水煎服。

连服上方30余剂，诸症消失。1994年3月24日复查B超，肝内胆管未见结石影，患者非常高兴。刻下：口干思饮，舌边红，脉弦滑。守方去海金沙、石菖蒲、郁金等，加天花粉20g，五味子10g，再服15剂，以资巩固。

◆ 解析

本案患者为胆囊结石行胆囊切除手术后，再发肝内胆管结石，因不宜再行手术，故多采取非手术治疗。方中茵陈、金钱草、海金沙、石菖蒲、郁金以清热排石，川楝子合泽兰理气通络、行气、理血并用，更适用于肝内胆管结石，故疗效显著，患者药后诸症消失，肝内胆管结石消失。

◆ 读案心悟

【引自】董振华，等.祝谌予临证验案精选.北京：学苑出版社，2007.

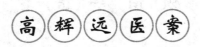

高 辉 远 医 案

陈某，女，55岁。1989年5月10日初诊。素有右胁部隐痛，近3个月来加重，时有阵痛如针刺。伴有反酸、恶心、纳呆、腹胀、大便不畅，时干时稀。舌苔黄，脉弦细。B超示：胆囊增大，胆囊、胆管均有泥沙样结石。

【辨证】肝胆气郁，脾胃失和。

【治法】疏肝利胆，健脾和胃。

【处方】柴胡8g，白芍10g，郁金10g，延胡索10g，川楝子10g，枳壳8g，陈皮8g，海金沙15g，金钱草15g，党参10g，茯苓10g，白术10g，竹茹10g，当归10g，肉桂6g，炙甘草5g。

服用7剂后，自觉症状减轻。续服1个月，疼痛情况大为好转，B超示胆管结石消失，胆囊结石少量。于上方中去延胡索、川楝子、当归，加焦三仙（焦山楂、焦神曲、焦麦芽）各30g，守方服用2个月，症状消失，B超检查示结石已除。

◆ 解析

本案患者之胆石症以胁部疼痛为主要表现，伴有泛酸、恶心、纳呆、腹胀、大便不畅等中焦气机失运之症，高老治疗，以健脾和胃为基础，配合疏肝理气、利胆通腑，以异功散（党参、白术、茯苓、甘草、陈皮）和逍遥散加减，同时加用郁金、延胡索、川楝子、枳壳、海金沙、金钱草等理气排石之品；肉桂能助化气，可鼓舞药力直达病所。

【引自】于有山，等.高辉远临证验案精选.北京：学苑出版社，1995.

◆ 读案心悟

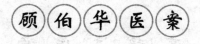

顾 伯 华 医 案

徐某，女，43岁。初诊于1973年5月。患者有胆道残余结石，先后手术3次，第1次于1952年做胆囊切除术，1964年复发；1967年做第2次手术（胆总管取石），1968年复发；延至1973年4月又做手术（手术时查到右侧肝管尚有结石，T形管引流有不少泥沙样结石）。以前发作时，常出现黄疸、发热，右上腹、剑突下作痛。目前体质虚弱，神疲肢软，脘腹时有闷胀感，大便日行二三次，溏泄。苔薄腻，脉濡缓。

【辨证】 脾气健运，肝胆失疏。

【治法】 健脾益气，疏肝利胆。

【处方】 党参12g，白术9g，茯苓9g，枳壳9g，木香9g，延胡索粉（分冲）4.5g，大黄炭9g，虎杖15g，生山楂12g，金钱草30g。

1975年4月，经服前方出入治疗达2年，未见发作过。与2年前相比，症状改善如下：①体重增加，气色好转，食欲增加，每日进食500g以上，大便每日1次，成形；②右上腹闷胀不舒感消失；③以前遇冷或疲劳时容易发病，现在即使受凉或工作疲劳亦未见发病，而且去冬未穿棉袄，说明体质增强。

【处方】 党参12g，白术9g，怀山药9g，枳壳9g，陈皮9g，玄明粉（分冲）4.5g，虎杖12g，大黄炭9g，生山楂12g，延胡索12g。

◆ 解析

　　方中党参、白术、茯苓、山药益气健脾；枳壳、木香、陈皮、延胡索行气疏肝，延胡索粉、虎杖、山楂、金钱草排石化瘀，大黄炭助结石从大便排出。诸药合用既扶助正气，又疏肝排石，标本兼顾，故能取得满意疗效。

【引自】 贺兴东，等.当代名老中医典型医案集·内科分册.北京：人民卫生出版社，2014.

◆ 读案心悟

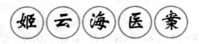

姬云海医案

　　薛某，男，48岁。1997年9月11日初诊。主诉右上腹胀痛，反复发作5年余，近日症状加重。症见食欲缺乏，神疲乏力，腰酸，腿软，口干咽燥，右上腹胀痛、牵掣至右肩部，小便黄赤，大便秘结，舌质红、苔黄腻，有裂纹，脉弦滑。B超检查：胆结石大小约0.5cm×1.6cm和1.3cm×1.1cm。

【辨证】气机郁滞，湿热蕴结。

【治法】清热利湿，行气破结。

【处方】四金化石汤加减：金钱草30g，海金沙、鸡内金、郁金各20g，香附、木香、延胡索、大黄各15g，茵陈、黄芩、枳壳各10g，柴胡6g，金银花15g。水煎服，每日1剂，日服3次，每次用药汁冲服琥珀（研细）3g。

服药20剂，诸症明显减轻，又续服上药40剂，自觉右上腹疼痛剧烈，约15分钟后痛减，复查B超示胆结石消失。后用参苓白术散调理1个月余以扶正气。随访1年未见复发。

◆ 解析

胆石症属于中医学"胁痛""胆胀""黄疸""腹痛""郁证"等范畴。其病理特点是肝胆湿热蕴结，气滞瘀阻，肝胆疏泄功能失常。随着人们生活水平的提高，过食肥甘，近几年胆石症发病率明显升高。过食肥甘、蛔虫上扰等均可阻碍气机，影响肝胆疏泄功能，导致胆汁瘀积。四金化石汤中，金钱草、海金沙、鸡内金、郁金疏肝解郁，清热利湿排石，消石破结；香附、木香、延胡索、枳壳、柴胡疏肝理气，化瘀止痛，调理气机，以利结石排出；茵陈、黄芩、大黄清热利胆，通腑化石，使邪从二便出。全方组合标本兼顾，临床疗效显著。

【引自】姬云海. 四金化石汤治疗胆石症160例. 吉林中医药，2000，6：26.

◆ 读案心悟

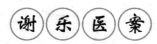

谢乐医案

　　贾某，女，49岁。2000年3月13日初诊。患者自1990年起有反复发作右上腹痛伴畏寒、发热、黄疸，以进生冷及油腻饮食易于诱发。本次发病缘于吃凉苹果后诱发。患者腹痛剧烈，急性痛苦面容，巩膜轻度黄染，胆囊区有压痛和反跳痛，体温38.9℃，白细胞计数15.9×10^9/L。CT诊断：胆总管结石1.7cm×1.6cm。经服清石汤，同时配合抗生素，治疗4天后，腹痛减轻，体温正常。停用抗生素，继用清石汤。6天后腹痛消失，能进饮食，随大便排出结石15块，最大者16mm×16mm×13mm，随后B超复查结石消失。

　　【辨证】湿热内蕴，煎熬日久成石。

　　【治法】软坚化石，活血化瘀。

　　【处方】清石汤：金钱草30g，柴胡12g，大黄、芒硝、生甘草各6g，郁金10g，青皮、木香各9g，白芍、山楂、滑石各15g，鸡内金5g。每日1剂，水煎分3次服。

◆ 解析

　　谢老自拟清石汤中，金钱草软坚化石，柴胡、白芍泄肝胆之邪，平抑肝阳；大黄利胆泻热，促进胆汁分泌；郁金、青皮、木香行气解郁，化瘀止痛；鸡内金、山楂活血化瘀，祛除结石；滑石、芒硝清热利湿，软坚散结，消石排石；生甘草清热解毒，调和药性。诸药共奏消炎利胆、溶石排石之功。

　　【引自】谢乐.清石汤治疗胆石症189例.四川中医.2002，20(7)：41.

◆ 读案心悟

吴辉医案

名医小传

吴辉，郑州大学附属医院肝胆病科主任，对于肝胆等内科疾病有丰富的临床经验，临床工作20余年，树立了自己对肝胆病的独到见解和诊疗方法。在治疗过程中能根据患者的不同病情进行辨证施治，有着丰富的临床经验和确切的治疗效果。多次参加全国肝病科及传染病学术论坛，并在《中华医学杂志》上发表论文20余篇。

刘某，女，48岁。1999年11月6日初诊。主诉右胁下疼痛，时轻时重，并痛引肩背，恶心呕吐，腹胀食欲缺乏，口干，大便秘结，舌质红、苔黄腻，脉弦滑。

【辨证】湿热蕴结，肝气郁滞。

【治法】清利湿热，疏肝利胆。

【处方】金钱草、海金沙各30g，鸡内金、郁金各15g，山楂、白芍、枳实、延胡索各12g，川牛膝、柴胡各10g，丹参20g，半夏、栀子各10g，大黄6g。每日1剂，水煎分2次服。

服药20剂，诸症尽失。原方加减调治10天，B超复查胆囊内未见结石异常回声团。随访1年，未再复发。

◆ 解析

吴老的四金汤以"通"为法，重在清热利湿，疏肝理气，利胆消石。方中金钱草清热利湿，溶石排石；海金沙清热利胆排石，鸡内金消坚散结；郁金行气解郁，凉血破瘀；枳实为排石要药，又是利胆要药；山楂能利胆消石排石；白芍有缓急止痛作用；延胡索行气活血止痛；柴胡疏肝理气；丹参活血化瘀止痛；川

◆ 读案心悟

牛膝散瘀通络引药下行。诸药合用，共奏清热利湿、疏肝利胆、消石排石之功。药理研究证实，金钱草能使结石溶解，增加胆汁的分泌，松弛胆道括约肌；郁金能促进胆汁分泌和排泄，并对多种致病菌有抑制作用。全方有扩管解肌、促进胆汁分泌和排泄、增强胆囊收缩、消溶排石等作用。

【引自】吴辉. 四金汤治疗胆石症104例. 湖北中医杂志，2002，24(12)：38.

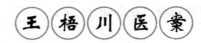

王梧川医案

周某，女，51岁。患者1990年行胆囊切除。日前B超检查：肝管结石，胆总管结石，胆管扩张。1994年4月18日初诊，右胁、胃脘胀痛不舒，时时呕吐，食欲缺乏，二便可。舌淡稍暗、苔白微腻，脉弦细。

【辨证】肝胆失疏，湿热瘀浊。

【治法】疏肝化瘀，化石除痞。

【处方】柴胡、金钱草各30g，枳壳、川厚朴、姜半夏、陈皮、青皮、砂仁、白豆蔻、川楝子、白术各10g，郁金、延胡索、海金沙各20g，生姜3片，大枣3枚。服20剂。

二诊：右胁痛基本消失，唯感胸胁堵闷。上方去延胡索、青皮、姜半夏，加玄明粉6g，金钱草40g，增强清热利石之功。1剂。

三诊：右胁仍觉堵塞，动则汗出，上方加三棱、莪术各10g，白术、香附、金钱草各30g，另用大枣4枚，服近2个月。

四诊：右胁轻微堵塞感，复查B超示结石较前变小。前方加冬葵子30g，甘草6g，再服20余剂。1994年8月5日在某医院B超示结石消失。继以上方加减复20剂，右胁堵塞已消失，纳可，二便调。

◆ 解析 ～～～～～～　　　　◆ 读案心悟

本案患者为胆石症，因胆石致胆腑气机通降失常，故表现为右胁、胃脘胀痛不舒，时时呕吐，王老治以疏肝利胆、和降通腑、化石除瘀。方中柴胡、郁金、延胡索、川楝子疏肝行气止胁痛，枳壳、川厚朴理气宽中，半夏、陈皮、生姜、大枣和胃降逆，砂仁、白豆蔻和中化湿，海金沙、金钱草利胆排石。服用月余，加三棱、莪术以活血，增强利胆的功效，加冬葵子以通利，润肠。王老处方和降并用，疏利兼施，达到了整体调节的功效，使肝胆之气机恢复正常，诸症自除。

【引自】王大宪. 王梧川先生肝病验案4则. 中西医结合肝病杂志，2002，12(3)：160.

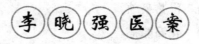

李晓强医案

刘某，女，68岁。于2002年3月15日初诊。主诉：右胁部疼痛1周。1周前患者由于吃肉食后，即感到右胁部疼痛，放射至右背及右肩部，上腹部胀满，痞闷不舒、口干、口苦，恶心欲吐。B超显示胆囊内有大小不等的结石，最大的0.8cm，胆囊壁增厚、毛糙。查体：面色萎黄，精神不佳，墨菲征阳性，上腹部压痛，舌质红，苔黄腻，脉滑数。西医诊断：胆囊炎合并胆石症。

【辨证】肝胆湿热。

【治法】软坚散结，清热利湿。

【处方】扩管排石汤：柴胡、虎杖各15g，青皮、枳壳、木香、白芍、厚朴各12g，白术、郁金、延胡索各10g，金钱草30g，甘草6g。

水煎，早、晚分服。另加山莨菪碱片5mg，口服，每日3次。连用5日，各种症状减轻，随即续服扩管排石汤35剂。B超显示胆囊结石消失，胆囊壁稍厚。余无不适，病告痊愈。

◆ 解析

胆石症是一种常见病，患者多伴有不同程度的疼痛、局部感染、水肿和管道痉挛、狭窄等现象。李老以扩管排石为治疗大法，使用扩张管道的药物，促使管道平滑肌松弛，管腔容积增大，形成利于结石排出的顺畅通道，然后予以强效系列的药物排石，以提高排石率和治愈率。方中选用柴胡、青皮、枳壳、木香、厚朴行气止痛，并有明显的利胆作用，使胆汁流量增加；金钱草、海金沙、虎杖、大黄相互配伍，清热利胆、泄下排石多鸡内金化石消积，帮助消化；莪术、郁金破血祛瘀，使瘀阻不通之管道得以畅通，促使结石的顺利通过；大黄"以通为用，以泄为用"，据报道，大黄有促进胆生长、促进胆汁分泌、扩张肝胰括约肌等作用；白芍配延胡索缓急止痛，缓解症状；白术固护脾胃，防止大黄苦寒伤及胃气。诸药合用，共奏清热利湿、行气止痛、利胆排石之功。

【引自】李晓强，党晓静，李铭. 扩管排石汤治疗胆石症145例. 陕西中医，2003，24(4)：327.

◆ 读案心悟

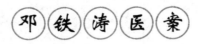

邓 铁 涛 医 案

简某，30岁。1973年11月4日来诊。患者1972年因胆石症手术治疗，至

1973年5月胆绞痛再次发作，巩膜黄染，肝功能改变。从5月至9月发作7次（牵拉痛）。医院建议再一次手术治疗，未做。来诊时诉胆区钝痛，每日早上10时、下午5时左右其痛必增。舌暗苔白，舌边齿印，脉稍滑。

【辨证】气滞血瘀。

【治法】疏肝利胆活血。

【处方】太子参、白芍各12g，柴胡、郁金各9g，金钱草24g，蒲黄、五灵脂各6g，甘草5g，服12剂。

11月再诊，病减，未见大发作，舌稍红活，齿印明显，脉缓滑。治守前法。

【处方】金钱草30g，太子参15g，柴胡、郁金各9g，白芍12g，蒲黄、五灵脂各6g，甘草5g。

服上药10剂后已无痛，稍见口干，加白芍18g，以后每周服2～3剂，至1974年3月已能工作。服之日久，曾出现贫血，乃减去蒲黄、五灵脂，加何首乌，金钱草亦减量，或予四君子汤加味间服以健脾。

◆ 解析

本案为胆石症术后之胆绞痛、黄疸，邓老辨为气滞血瘀，从肝胆治疗，方中白芍、柴胡、郁金疏肝利胆；金钱草促进排石；蒲黄、五灵脂活血化瘀；太子参、甘草顾护正气。诸药合用共奏疏肝利胆活血之功。

【引自】邓铁涛. 邓铁涛临床经验辑要. 北京：中国医药科技出版社，1988.

◆ 读案心悟